Cancer du sein

Faits importants
Histoires inspirantes

SÉRIE

VIVRE EN SANTÉ

Edward Creagan, M.D.
Spécialiste du cancer à la clinique Mayo

Cancer du sein

Faits importants
Histoires inspirantes

Traduit par Renée Thivierge

SCIENCES ET *CULTURE*
Montréal, Canada

L'édition originale de cet ouvrage a été publiée sous le titre
CHICKEN SOUP FOR THE SOUL
HEALTHY LIVING SERIES : *BREAST CANCER*

Health Communications, Inc. Deerfield Beach, Floride (É.-U.)
ISBN 0-7573-0274-2

Réalisation de la couverture : Alexandre Béliveau

Dépôt légal : 1er trimestre 2006
Bibliothèque nationale du Québec
Bibliothèque nationale du Canada

ISBN 2-89092-361-4

Éditions Sciences et Culture Inc.
5090, rue de Bellechasse
Montréal (QUÉBEC) Canada H1T 2A2
(514) 253-0403 Téléc. : (514) 256-5078

Internet : www.sciences-culture.qc.ca
Courriel : admin@sciences-culture.qc.ca

Nous reconnaissons l'aide financière du gouvernement du Canada par l'entremise du Programme d'aide au développement de l'industrie de l'édition pour nos activités d'édition.

IMPRIMÉ AU CANADA

Craignez moins, espérez plus,
mangez moins, mastiquez plus,
gémissez moins, respirez plus,
parlez moins, dites plus,
aimez plus,
et toutes les bonnes choses
seront vôtres.

– Proverbe suédois

Table des matières

Vous pouvez survivre à n'importe quel diagnostic

« *Mon univers s'est bouleversé à sept heures le matin du 8 mars alors que j'étais debout dans la douche.* » Une bosse à un sein. Un moment de panique. Ainsi commence un voyage que craignent toutes les femmes.

Tous, nous connaissons les statistiques; tous, nous connaissons les chiffres. Plus de femmes meurent de maladies cardiovasculaires que du cancer du sein. Mais aucune maladie n'atteint plus sauvagement l'âme d'une femme que le cancer du sein.

« *J'ai finalement trouvé le courage de téléphoner à mon mari au travail. Il était stupéfait. Aucun de nous ne savait que faire. À mesure que la journée avançait, j'ai encore une fois senti mon sein, et mes pires craintes m'ont frappée de plein fouet. Oui, la masse était toujours là. Comme la plupart d'entre nous, j'ai rationalisé. J'ai négocié. J'ai ardemment souhaité qu'elle s'en aille. C'est probablement à cause de mes menstruations. Ce doit être un kyste. Il est possible que je me sois blessée pendant que je nettoyais la maison.*

« *J'ai téléphoné à mon médecin qui a accepté de me voir plusieurs jours plus tard. De toute évidence, c'était inacceptable. J'ai dit à son personnel que je me rendais à son bureau et que je m'y assoirais jusqu'à ce qu'il m'examine et décide quoi faire. Alors a débuté l'expérience la plus douloureuse, la plus provocante, et pourtant la plus libératrice de ma vie. »*

Libératrice, me dites-vous?

Comment une maladie potentiellement mortelle comme un cancer du sein peut-elle être libératrice?

Au cours de ma pratique clinique, j'ai vu ce pouvoir libérateur à l'œuvre. Mes patientes atteintes d'un cancer du sein voient la vie à travers de nouvelles lentilles. Le temps prend une nouvelle signification. Ce qui est important dans la vie se retrouve sur le devant de la scène – même si cela signifie de changer d'emploi, de se débarrasser d'un conjoint, d'épouser le petit ami de toujours, de devancer une date de mariage, ou de pousser hors du nid des enfants restés trop longtemps à la maison.

Le cancer du sein procure une vision renouvelée de la véritable signification et du but de la vie. Le cancer du sein ouvre des chapitres pour chacun de nous, alors que nous accomplissons le voyage – chacun à notre manière. De mes patientes, j'apprends ce que sont l'optimisme, l'espoir, le dévouement et l'amour au quotidien.

Les patientes me demandent pourquoi. « Pourquoi ai-je eu le cancer du sein? » Plutôt que de gaspiller de précieux moments à vous demander si la cause de votre maladie est liée à quelque chose que vous avez fait ou n'avez pas fait, ou à vous inquiéter de la possibilité que votre mère, votre sœur, votre fille puisse développer ce type de cancer si le vôtre est un nouveau cas dans la famille, consacrez sagement votre temps à regarder vers l'avant et à avancer. Seulement cinq à dix pour cent des cancers du sein sont d'origine génétique. Pour le reste, ne demandez pas pourquoi, parce qu'il n'y a tout simplement pas de « pourquoi ».

Les histoires que nous avons rassemblées ici vous inspireront. Vous pleurerez, vous rirez, mais par-dessus tout, vous aurez davantage la force de prendre des décisions responsables et réfléchies pour la course la plus importante de votre vie et de la vie des femmes que vous aimez.

La course vers la santé et le mieux-être est gagnable, et elle est réalisable, mais personne d'entre nous ne peut y arriver seul. Sans amis ni famille ni compagnons, et par-dessus tout sans information, nous déambulons dans une véritable jungle médicale et spirituelle. Dans votre odyssée de traitements et pour vous soutenir chaque merveilleuse journée après le diagnostic, vous voudrez vous servir de quelques-uns des outils proposés ici, incluant le soutien social, l'humour, l'incantation, l'imagerie mentale, et même le pouvoir magique de guérison de votre animal de compagnie.

La vérité est simple: la santé est votre bien le plus précieux. Pour la préserver, comme patients, nous avons besoin d'être actifs, nous avons besoin de nous affirmer, et nous avons besoin de collaborer avec nos fournisseurs de soins de santé et nos êtres chers. L'information contenue dans ce livre peut vraiment vous sauver la vie, elle est susceptible de rehausser votre qualité de vie et constitue certainement votre meilleur investissement. Je le promets.

EDWARD T. CREAGAN, M.D.
Professeur d'oncologie clinique
à l'American Cancer Society
Professeur d'humanisme en médecine
à la fondation John and Roma Rouse
Professeur, École de médecine
de la clinique Mayo

La meilleure chose qui me soit jamais arrivée

Ma peur du cancer a transformé ma vie.
Je suis reconnaissante pour chaque
nouvelle journée où je suis en santé.
Cette épreuve m'a aidée à établir
des priorités dans ma vie.

– OLIVIA NEWTON-JOHN, CHANTEUSE

Nous étions en fin d'après-midi. J'étais en train de rattraper mes retards dans mes dictées après une journée bien remplie à pratiquer des opérations, à rendre visite à mes patients hospitalisés après leur chirurgie, et à évaluer le travail des nouveaux et des anciens de ma clinique. Je suis chirurgienne et, comme on me l'a appris pendant mes études en médecine et mon internat, ma mission est de guérir en éliminant la maladie.

Maxine, mon chef de bureau, a surgi dans l'embrasure de la porte : « Claire vient tout juste de voir son oncologue et elle s'est arrêtée pour dire bonjour. Est-ce le bon moment ? » Claire et moi avons établi une relation des plus profondes. Je l'ai accompagnée dans un voyage pénible, parsemé de rebondissements douloureux.

Il y a environ deux ans, Claire a découvert que son mari avait une aventure. Elle est partie dans un agréable centre de villégiature pour se changer les idées et prendre un peu de recul. Relaxant dans la baignoire entourée de chandelles, elle a découvert une bosse sur son sein gauche. Elle a raconté qu'on aurait dit que quelqu'un avait dirigé sa main vers cet endroit. Elle a pressenti un sinistre augure et a donc terminé abruptement son voyage.

Le jour où j'ai rencontré Claire pour la première fois, j'ai examiné ses seins. Les manuels de chirurgie décrivent la sensation d'un cancer lors de la palpation : graveleux et dur, avec une surface rugueuse. *Cancer* est un mot latin qui signifie *crabe*, et le cancer du sein produit des tentacules un peu comme les pattes d'un crabe. Les livres ne vous enseignent pas comment écouter votre intuition lors de l'examen. J'ai donc appris par moi-même. Habituellement, nous, les médecins, n'offrons pas de traitement fondé sur des « intuitions »; j'ai donc inséré une aiguille dans son sein et en ai aspiré des cellules pour les faire examiner au microscope par les pathologistes. Comme je l'avais soupçonné, il s'agissait de cellules cancéreuses.

Comment pouvez-vous dire à une personne qu'elle a le cancer du sein ? Il n'existe pas de méthode simple, et chaque médecin découvre celle qui lui semble la meilleure. Après avoir procédé à la biopsie de Claire, je lui ai demandé si elle voulait obtenir les résultats en personne ou par téléphone. Le jour suivant, je lui ai téléphoné et lui ai dit : « Claire, c'est l'appel que vous ne voulez pas recevoir. » La partie la plus difficile de notre travail comme chirurgien, c'est de donner les mauvaises nouvelles. Dans le cas d'une patiente comme Claire qui a développé un cancer du sein, c'est plus facile, car elle le sait bien souvent longtemps avant l'arrivée des résultats de la biopsie.

Maintenant, deux années plus tard, et avec un bilan de santé de son oncologue confirmant la disparition de la maladie, Claire s'est lancée dans une danse de victoire dans mon bureau et a chanté : « Youpi, je vais appeler quelques amies, et nous sortirons en ville. » Après un moment de réflexion, et très sincèrement, ces paroles sont sorties : « La meilleure chose qui me soit arrivée, c'est ce cancer du sein. »

Je n'étais pas surprise d'entendre Claire parler de cette façon. Elle est une éternelle optimiste, qui sait découvrir le bon dans le malheur avec la détermination et l'habileté d'un Sherlock Holmes. On peut compter sur Claire pour parler de son histoire de trahison personnelle, des opérations qui l'ont défigurée, de la chimiothérapie et de la radiothérapie comme d'une occasion de croissance.

« Dès le moment où j'ai découvert ma bosse dans la baignoire, je savais qu'il s'agissait du cancer. J'ai pensé que le cancer du sein constituait une sentence de mort, m'a-t-elle confié. J'ignorais que la plupart des femmes qui développent ce type de cancer vivent longtemps. Mais vous savez, la femme que j'étais il y a deux ans est morte. C'est après cela que le vrai moi est né. »

Après son diagnostic, Claire a effectué de grands changements. Elle a divorcé de son mari et a teint en blond ses nouveaux cheveux repoussés après la chimiothérapie. Dans sa tête comme dans son cœur, elle a compris que le seul moment qui lui est promis est celui qu'elle vit présentement. Elle fera en sorte que chaque instant compte.

♥ *Vicki Rackner, M.D.*

PENSEZ-Y...

QUE SIGNIFIE POUR MOI LE CANCER DU SEIN ?

- De quelle manière est-ce que j'organise ma vie autour du traitement?
- De quelle façon est-ce que j'en parle à mes enfants? Vont-ils comprendre?
- Mon mari me trouvera-t-il toujours attrayante?
- Qu'est-ce que je dis à mon employeur? Est-ce que je continue à travailler pendant les traitements? Quelles sont mes options?
- Comment puis-je être certaine que mon médecin m'offre le meilleur traitement pour mon type de cancer du sein? Dois-je obtenir un second avis maintenant?
- Après l'opération, à quoi ressemblerai-je? Quels moyens prendrai-je pour atténuer la douleur?
- Quels vêtements serai-je capable de porter?
- Perdrai-je mes cheveux?

Nous ressentons toutes des peurs et nous posons toutes des questions. Vous n'avez pas toujours d'emprise sur celles qui précèdent (mais comme nous le verrons plus loin, un certain contrôle est souvent possible) ; vous *pouvez* toujours contrôler les réponses aux deux plus importantes questions que vous ne vous poserez jamais vous-même :

- Que m'apprend ce voyage sur la route du cancer ?
- Comment puis-je faire en sorte que le cancer du sein soit « la meilleure chose qui me soit jamais arrivée » ?

LES VRAIS CHIFFRES

Même si l'on prévoit que le cancer du sein comptera pour près de 32 % de tous les nouveaux cas de cancer chez les femmes et qu'un peu plus de 668 000 femmes reçoivent chaque année le diagnostic d'un certain type de cancer, le taux de survie à long terme dans les cas de cancer du sein continue à augmenter. Quelque 88 % des femmes blanches et 74 % des femmes afro-américaines pourront dire qu'elles sont « d'anciennes patientes atteintes du cancer du sein ».

Ce n'est pas le cancer du sein, mais plutôt celui du poumon qui est la cause la plus importante de décès associé au cancer chez les femmes. Les maladies cardiovasculaires sont la cause la plus importante de décès chez les femmes, et non le cancer du sein.

Il n'existe pas de montagne trop haute

Le cancer vous réveille et vous vous dites :
« Il doit y avoir quelque chose au-delà de la vie.
Je me demande ce que c'est. »

– JILL EIKENBERRY, ACTRICE

Qu'est-ce que je fais ici ?, me dis-je alors que je me tiens sur le bord de la falaise, les yeux fermés, ancrant bien mes pieds sur le roc et me penchant vers l'arrière dans le vide. Je fais un premier pas pour reculer sur l'escarpement, en même temps que les cordes se déplacent et me soutiennent. Pour diminuer ma peur, je me parle à moi-même, et je récite silencieusement les instructions : *Les pieds à plat sur le roc, imaginez que vos souliers sont munis de ventouses ; laissez la corde glisser dans vos mains ; les pieds écartés de la largeur des épaules ; n'oubliez pas, une traction de la main droite vers la hanche permet de freiner.* Je suis terrifiée et j'ignore si je suis encore capable de faire un autre pas.

***

Quelques semaines seulement après mes traitements de chimiothérapie, requis en raison de la réapparition d'un cancer au sein, je me retrouve dans le hall de l'hôtel, attendant la camionnette qui doit transporter notre groupe de survivantes du cancer dans les hauteurs des Rocheuses. Cette rechute m'a ébranlée, et j'ai besoin de me lancer encore une fois dans la vie et de retrouver mon courage.

Les autobus arrivent les uns après les autres, se remplissent et repartent, et mon anxiété augmente à mesure que le hall se vide. Il ne reste que quelques personnes. Nous nous regardons les unes les autres pendant un moment, puis nous convergeons vers le centre de la pièce. Un jeune homme d'environ trente ans me regarde d'un air interrogateur et demande: « Le groupe des rescapées du cancer? »

« Oui », ai-je répondu, soulagée de savoir que je ne suis pas seule.

« Emilio », dit-il en étendant la main. Les autres suivent son exemple. Nous nous donnons la main avec enthousiasme et nous échangeons nos noms.

Finalement, la camionnette arrive et nous commençons le voyage de deux heures vers le centre de l'expédition, à un point élevé dans les montagnes du Colorado. Excitation, appréhension, peur et espoir émanent de ces étrangers, à l'image de mes propres émotions. Pour réussir cette aventure de trois jours, nous devons apprendre très rapidement à nous faire mutuellement confiance. En ce moment, le cancer est la seule chose que nous avons en commun.

***

Je me retrouve en équilibre sur la plus haute de plusieurs marches étroites clouées à un arbre. En bas, mes compagnes se tiennent en deux rangs, formant un filet humain avec leurs bras. *Qui a pu imaginer cet exercice ?*, me suis-je demandé, mon corps étroitement pressé contre l'arbre. *Je viens tout juste de rencontrer ces gens – puis-je me fier à eux pour empêcher mon corps encore fragile de frapper le sol ?*

Elles prononcent des paroles encourageantes : « N'y pense pas ; laisse-toi simplement aller. Tu n'as échappé personne quand tu formais une partie du filet. »

Je ferme les yeux et je respire profondément – dix respirations, quinze respirations. Je me penche vers l'arrière, tombant librement et en toute sécurité dans le filet humain.

***

Alors que je me penche au-dessus de la falaise, la peur que j'ai ressentie pendant cette chute libre me revient. *Respire*, me dis-je à moi-même. Mon corps se détend, tout comme mes poumons, et encore une fois je me penche vers l'arrière et recule, permettant à la corde de me déplacer lentement vers le bas. En même temps que je deviens plus confiante, je place mes pieds trop près l'un de l'autre, et j'oscille d'un côté, perdant presque le contrôle. Je ramène mes pieds contre le roc, stabilisant mon corps oscillant. Même si je suis ébranlée, je sens une brusque montée d'excitation et d'énergie. Mes pieds se lient d'amitié avec la pierre ; mon corps se fond dans la corde ; j'éprouve une liberté sans entrave, descendant en rappel pendant une vingtaine de mètres.

***

Après une nuit en solitaires dans les bois, chargés de sacs à dos et de sacs de couchage, nous commençons à descendre le sentier escarpé de la montagne. Cette fois-ci, nous ne voulons pas que l'aventure se termine et nous suivons à contrecœur le chemin à travers les arbres, traversant un pont de bois et longeant un ruisseau. John quitte le chemin et nous guide vers une solide structure de bois de près de six mètres de haut.

« C'est le mur, annonce-t-il solennellement. Tout le monde, les meneurs inclus, nous avons quarante-cinq minutes pour monter et passer par-dessus. Aucune corde ni aucune ceinture ne sont autorisées, et personne n'utilise les côtés du mur. » Il nous donne instructions de mettre nos harnais, puis s'éloigne calmement pour parler avec les autres guides. Nous nous demandons si quelqu'un a vraiment déjà réussi cet exercice.

Après quelques faux départs, nous commençons à nous concentrer sur la tâche. Emilio et Tara servent d'échelles pendant que nous hissons Diane sur leurs épaules.

S'étirant le plus possible sur ses orteils, Diane attrape finalement la planche supérieure et grimpe par-dessus le mur sur la plateforme étroite située de l'autre côté. Je suis celle qui doit ensuite monter le long de l'échelle humaine. Diane se penche au-dessus du mur depuis la plateforme et attrape mes poignets tendus. Je demeure suspendue dans le vide pendant que je me donne un élan avec ma jambe pour atteindre le bord. Enfin, je m'élance assez haut pour que Diane puisse relâcher l'une de mes mains, attraper ma jambe et me hisser au sommet. Une à une, mes compagnes enjambent le mur, jusqu'à ce qu'il ne reste plus que John et Emilio.

Emilio grimpe sur les épaules de John et attrape les mains tendues de Tara et de Diane. Elles empoignent ses mains et Emilio se laisse pendre pendant que John saute et saisit son baudrier, essayant à plusieurs reprises sans succès de se hisser par-dessus lui. John ne cesse de glisser et nous ne sommes pas certaines qu'il réussira. Nous l'encourageons et, gagné par une énergie nouvelle, il finit par grimper par-dessus Emilio, parvenant au sommet.

Ensemble, nous remontons sur la plateforme un Emilio étiré et suspendu dans les airs, terminant notre tâche cinq minutes avant le temps, et munies de la précieuse connaissance que les seuls murs dans la vie sont ceux que nous érigeons nous-mêmes – que le cancer ne définit pas qui nous sommes ni ne détermine ce que nous pouvons accomplir.

♥ *Michele V. Price*

NEUF ÉTAPES ESSENTIELLES POUR RÉUSSIR DANS NOTRE LUTTE CONTRE LE CANCER DU SEIN

1. CONNAISSEZ VOTRE DIAGNOSTIC

Si vous êtes capable de voir l'ennemi, vous pouvez vous battre contre lui. Par conséquent, insistez pour voir vos radiographies, vos résultats de laboratoire, vos tomodensitogrammes, vos clichés mammaires et vos résultats d'IRM (image par résonance magnétique). Reconnaissez le sérieux de votre diagnostic. Ceci implique de connaître la nature du cancer tel qu'on le voit sous le microscope, la taille et le grade de la tumeur, ainsi que la vitesse de son évolution.

Emmenez un membre de la famille ou une amie qui peut vous aider à prendre une décision réfléchie et agir comme porte-parole en posant des questions et en notant les réponses du médecin. Pourquoi? Parce que la plupart des patientes retiennent très peu d'informations lorsque leurs circuits sont surchargés par un diagnostic de maladie grave.

2. GARDEZ LE CONTRÔLE

Établissez une relation égalitaire entre vous et vos médecins (chirurgien, oncologue, médecin généraliste). Ne renoncez pas et ne vous contentez pas de suivre les décisions médicales de quelqu'un d'autre. Demandez le soutien de votre famille et de vos amis, mais n'acceptez pas le traitement proposé seulement parce qu'ils croient que c'est la « bonne » chose à faire.

3. LA CONNAISSANCE EST UN REMÈDE PUISSANT

Munie d'une bonne connaissance du langage médical, vous serez en mesure de discuter efficacement avec les spécialistes médicaux qui tiennent votre avenir entre leurs mains, et de prendre des décisions éclairées au sujet de votre traitement. Vous pouvez devenir une experte de votre maladie – tout comme vous avez dû connaître le monde financier pour investir à la Bourse, ou les moindres détails de l'achat et de la vente sur eBay. L'information en matière de santé offerte sur Internet peut aussi vous aider (ce peut être aussi le pire endroit à consulter). Limitez-vous aux sites Internet qu'exploitent des groupes de santé et des centres médicaux reconnus à l'échelle nationale.

4. EXPLOREZ VOS OPTIONS EN MATIÈRE DE TRAITEMENT

Votre médecin vous exposera les options qui s'offrent à vous, mais c'est vous qui avez le dernier mot. C'est à vous de choisir la voie à suivre. Posez des questions sur les avantages et les inconvénients de la médication, de la chirurgie, de la chimiothérapie, de la radiothérapie, des régimes alimentaires, et des autres tests complexes et essais cliniques. Assurez-vous de connaître les objectifs du traitement. Déterminez ce que vous adoptez dans chaque option ou combinaison d'options. Vous *pouvez* ne rien faire du tout : un choix souvent écarté consiste à n'accepter aucun traitement ou aucun traitement *supplémentaire*.

5. DEMANDEZ UN SECOND AVIS

Lorsque votre diagnostic, votre traitement ou vos progrès ne vous satisfont pas, il est possible que vous désiriez obtenir un second avis. Ne soyez pas timide. Reconnaissez l'importance d'un second avis. Aucune institution et aucun médecin ou fournisseur de soins de santé ne peuvent disposer d'une information complète sur l'ensemble des problèmes de santé. Comme professionnels, ils ne devraient pas s'offusquer si vous souhaitez demander un second avis. C'est aujourd'hui une pratique courante en médecine.

6. PRENEZ LE TEMPS DE TROUVER LA MEILLEURE SOLUTION POUR VOUS

Tout diagnostic de maladie grave est dévastateur et paralysant; par conséquent, prenez le temps de réfléchir à vos moyens d'action avant de vous précipiter pour entreprendre un traitement.

Dans le cas du cancer du sein, les signes et les symptômes peuvent avoir été présents et indétectables depuis un certain temps, allant jusqu'à six ans; ils ne sont donc pas apparus hier. Habituellement, il n'est vraiment pas urgent de se lancer dans un traitement une journée ou deux après avoir reçu le diagnostic. Gardez à l'esprit que plusieurs options ne peuvent être renversées. Par exemple, l'ablation d'un sein est une situation passablement perturbatrice dans la vie.

Ayez une certaine compréhension de l'histoire naturelle de votre maladie. Demandez à votre médecin de vous expliquer les antécédents typiques ainsi que la progression de cette maladie. Et comme pour la plupart des situations de la vie, votre première impression est la meilleure. Rassemblez toute l'information et tous les avis, puis prenez des décisions éclairées pour faire en sorte que ce soit la meilleure solution pour vous.

7. CONSTITUEZ-VOUS UN SYSTÈME DE SOUTIEN ET INSISTEZ POUR QUE TOUT LE MONDE PENSE D'UNE MANIÈRE POSITIVE

Les contacts sociaux comptent parmi les plus importants facteurs qui expliquent pourquoi certains patients progressent mieux que d'autres dans le cas de maladies graves. Des études bien contrôlées ont démontré que le soutien de la famille, des amis et même des animaux de compagnie contribue sur le plan mental à remonter le moral, et sur le plan physique à renforcer le système immunitaire. Les familles doivent appuyer les décisions du patient – *peu importe la nature de ses décisions*.

8. NE REVENEZ PAS SUR VOS DÉCISIONS EN MATIÈRE DE SOINS DE SANTÉ

Ne revenez pas en arrière. Allez vers l'avant. Fiez-vous à votre instinct en ce qui concerne votre traitement et maintenez un degré d'aisance avec votre équipe de soins. Si vous pensez qu'une personne n'agit pas dans votre meilleur intérêt, trouvez quelqu'un qui le fera.

9. LA VIE EST UN TRAVAIL À TEMPS PLEIN – ÉTABLISSEZ DES PRIORITÉS

Le temps prendra une nouvelle signification. Tirez-en le maximum. Lorsque vous êtes en santé, la vie vous occupe à temps plein. Soyez réaliste lorsque vous fonctionnez à moins de 100 % de vos capacités.

Limitez-vous. Ralentissez et prenez le temps de humer les roses.

Personne ne peut y arriver seul, et le temps est maintenant venu de rechercher l'aide dont vous avez besoin auprès de vos amis et de vos voisins. Reconnaissez l'importance d'un système de soutien. Pendant certains moments tumultueux, une amie ou une confidente peut devenir une ancre précieuse pour vous. N'écartez pas les ressources de votre groupe religieux si vous en avez un.

PENSEZ-Y...

MON OBJECTIF DE TRAITEMENT

- **Quel est mon diagnostic?**

  Connaissez le type de cancer du sein qui vous affecte, son stade, son grade et autres caractéristiques. Cette information vous aidera à effectuer un meilleur choix d'options appropriées de traitement.

- **Mon cancer du sein est-il guérissable ou contrôlable ou confinable?**

  N'acceptez pas une réponse de votre médecin du type « nous ne savons pas ». Les médecins connaissent certains scénarios basés sur les expériences de groupes similaires de patientes qui ont eu le même type de maladie. Chaque personne est unique et c'est aussi vrai pour la maladie, mais les médecins sont capables de formuler un pronostic.

- **Quelles sont mes chances d'améliorer ma situation au moyen de ce traitement?**

  En même temps que vous soupesez vos décisions de traitement, vous voudrez augmenter les chances en votre faveur. Si vous n'êtes pas satisfaite de l'approche, de la réaction ou des perspectives positives de votre équipe de traitement, demandez un second avis auprès d'un autre centre médical spécialisé.

Ma page

Mes pensées ______________________________

____

____

____

Mes sentiments ______________________________

____

____

____

Mes faits ______________________________

____

____

____

Mon soutien ______________________________

____

____

____

Laissez-les rire

Oh, mon Dieu, j'ai du lait qui sort de mes seins.
C'est comme avoir du bacon qui sort de vos coudes.

– CANDICE BERGEN,
DANS LE RÔLE DE MURPHY BROWN

Une amie très chère m'a envoyé un cadeau de Noël : des mamelons adhésifs. Ils sont faits de silicone, mais ne viennent avec aucune instruction ni aucun adhésif. Mon mari a suggéré : « Mets quelques gouttes d'eau au dos et peut-être qu'ils colleront sur ta prothèse. »

J'ai essayé sa suggestion, et tout semblait fonctionner. Pourquoi ai-je songé que mon mari était un expert dans l'utilisation de mamelons adhésifs demeure un mystère pour moi.

Dans le cadre de mon travail, je devais donner une conférence ; j'ai donc décidé de tester mes nouveaux mamelons. Je sentais que l'opération était risquée. Je portais une blouse en soie, je me suis regardée dans le miroir et j'ai trouvé qu'ils étaient très subtils, mais, oh oui, je pouvais les voir.

Ma présentation s'est bien déroulée. Je me servais de diapositives, je devais donc pointer souvent l'écran et agiter les bras. Puis je me suis assise près d'un collègue que je n'avais pas vu depuis une année. Il faisait chaud, j'ai donc enlevé mon veston. Je me sentais très heureuse dans ma blouse de soie sans manches.

Je suis arrivée à la table où reposait une superbe assiette de porcelaine contenant ces biscuits Pepperidge Farm. J'ai tendu le bras pour prendre l'assiette que m'offrait mon collègue. Puis j'ai baissé les yeux sur mon assiette à dessert où j'étais censée poser mon biscuit. Il y avait déjà un biscuit.

C'était mon mamelon gauche.

J'étais donc assise là, tenant cette lourde assiette à dessert, et l'homme, regardant mon assiette, dit : « Oh , je n'ai pas vu qu'ils avaient de ces minces gaufrettes. C'est ma sorte préférée ! Zut, il semble que vous avez pris la dernière. »

« C'est ma sorte préférée aussi !, ai-je répondu. Je la garderai pour plus tard. » Dans un éclair, j'ai attrapé le mamelon et l'ai fourré dans ma poche. Il m'a regardée comme si j'étais folle.

Mon mari m'a dit un peu plus tard que c'était une bonne chose que je l'aie pris en premier, sinon « cet homme serait encore en train de mâcher ».

♥ *Lillie Shockney, R.N., M.A.S.*

PENSEZ-Y...

QUE DEMANDER À MON MÉDECIN ?

- Quel est mon plan de traitement? Quelles étapes dois-je suivre et quand?
- Dites-moi ce que vous savez en général sur ce type de cancer.
- Qui pouvez-vous me recommander pour un second avis indépendant?
- Pourquoi ce traitement que vous proposez me convient-il? Quelles sont les autres options?
- Si des résultats de tests sont en attente, comment pourrai-je les obtenir? Quelles mesures dois-je prendre si le test est positif ou négatif?
- S'il est nécessaire de m'opérer, combien de ces chirurgies avez-vous réalisées?
- Combien de temps me faudra-t-il pour me rétablir de l'opération et quel est le traitement de suivi?
- Quels types d'essais cliniques puis-je tenter?
- Qui est disponible pour répondre à mes questions, et comment puis-je les rejoindre?
- Avez-vous des références de groupes de soutien, de psychologues et de programmes d'entraide?

- Quelles thérapies complémentaires recommandez-vous, comme la musique, les arts, le yoga, la méditation, la spiritualité ?
- Ma famille pourra-t-elle participer à mes traitements ?

Ma page

Mes pensées ______________________________

____

____

____

Mes sentiments ______________________________

____

____

____

Mes faits ______________________________

____

____

____

Mon soutien ______________________________

____

____

____

Barney

En 1973, j'ai reçu un diagnostic de cancer du sein. Ma mère avait subi une mammectomie dans les années 1940, et elle s'en était magnifiquement sortie. J'étais veuve et mère de deux adolescents. Mon opération et mon rétablissement se sont bien passés et j'ai été capable de reprendre mon travail. J'ai aussi fait du bénévolat comme représentante de Reach to Recovery pour notre American Cancer Society.

Quand ma première petite-fille, Heather, avait environ quatre ans, elle a passé la nuit chez moi. Il me fallait prendre une douche, et je l'ai laissée demeurer dans la salle de bain avec moi.

Pendant que je me séchais, elle a remarqué que je n'avais qu'un sein. Elle a posé beaucoup de questions, et j'ai essayé d'y répondre à sa satisfaction. Finalement, elle a baissé la tête en semblant réfléchir et m'a ensuite demandé : « Barney, si tu n'en as qu'un, pourquoi tu le portes pas dans le milieu ? »

♥ *Mary Ellen « Barney » LaFavers*

PARLER DU CANCER DU SEIN...

« J'ai le cancer du sein. » Certaines personnes devront le savoir (la famille, les amis proches, le superviseur au travail). D'autres n'auront jamais besoin de le savoir. Mais lorsque vous parlez à quelqu'un de votre diagnostic, vous pourrez être surprise par l'abondance d'aide et de compréhension que l'on vous offrira.

AVEC LES AMIS, LA FAMILLE ET LES COLLÈGUES DE TRAVAIL

- Vous découvrirez qui sont vos vrais amis – ceux qui en valent la peine. Ce sont ceux qui mettent simplement la main à la pâte et vous rendent des services, comme aller chercher les enfants à l'école, apporter un repas, et vous téléphoner juste pour vous écouter.
- Demandez à l'un de ces vrais amis – conjoint, sœur, meilleure amie – de vous accompagner à vos rendez-vous médicaux et à vos séances de chimiothérapie. C'est la personne qui devient vos yeux et vos oreilles, qui note ce que dit le médecin, et qui vous aide à vous souvenir de vos questions et des réponses du médecin.
- Il n'est pas nécessaire que vous soyez toujours joyeuse devant les autres pour les mettre plus à l'aise. Vos amies les plus intimes compren-

dront quand vous êtes trop fatiguée pour parler.

- Vous serez peut-être surprise de voir que la belle-sœur que vous n'avez jamais cru qu'elle vous soutiendrait devient votre meilleure amie. Ou que celle qui se plaint toujours au travail vous révèle discrètement qu'elle aussi a eu le cancer du sein et vous offre de vous conduire à son groupe de soutien.
- Demeurez en contact avec la famille à l'extérieur de la ville. Ces parents peuvent s'inquiéter de ne pas avoir de vos nouvelles. Il serait peut-être bon de démarrer un clavardage familial ou de désigner quelqu'un qui transmettra l'information à tout le monde.
- Certaines personnes ont de bonnes intentions, mais risquent d'ignorer quoi faire et quoi dire. Certains amis disparaîtront. Ils peuvent se sentir menacés, mal à l'aise ou terrorisés par le cancer, et c'est la vie.

Si un ami, un voisin, un collègue de travail ou un membre de la famille veut vraiment vous aider, donnez-lui quelque chose à faire pour vous – particulièrement quand vous êtes épuisée et que vous avez réellement besoin d'aide. Les femmes sont habituées à dire « non, merci »; il est temps d'apprendre à dire « oui, s'il vous plaît ».

AVEC LES PARTENAIRES SEXUELS

Les transformations corporelles et les préoccupations au sujet de la sexualité peuvent affecter votre relation avec votre partenaire, ou comment vous vous sentez à l'idée de sortir avec quelqu'un. En même temps que vous luttez pour accepter vous-même les changements, il est aussi possible que vous vous inquiétiez de la manière dont une autre personne réagira devant vos cicatrices, un sein en moins, les problèmes sexuels causés par la médication, ou devant le simple fait de se rapprocher d'une personne qui a « le grand C » (le cancer).

- **Mariée?** Les problèmes sexuels peuvent particulièrement compliquer tout ce qui touche l'intimité. Même dans le cas d'un couple qui vit ensemble depuis longtemps, il peut être difficile au début de demeurer en harmonie. Il est peut-être réconfortant d'apprendre que très peu de relations engagées se terminent à cause des transformations corporelles. Les taux de divorce sont à peu près les mêmes chez les gens ayant ou non des antécédents de cancer.
- **Célibataire?** Si vous êtes célibataire, vous pouvez vous demander comment et quand parler à une nouvelle personne dans votre vie de votre cancer et des changements corporels subis. La peur d'être rejetée empêche certaines personnes de rechercher la vie sociale qu'elles souhaiteraient. D'autres refusent de sortir

avec quelqu'un et préfèrent être seules, mais leurs amis ou les membres de leur famille exerceront peut-être de la pression sur elles pour qu'elles soient « plus sociables ».

RÉSOUDRE LES PROBLÈMES AU TRAVAIL

Au travail, on devrait traiter le diagnostic et le traitement du cancer comme toute autre maladie. Profitez de vos congés de maladie, de vos congés familiaux et médicaux, et de vos plans d'invalidité à court et à long terme. Travaillez avec le coordinateur aux avantages sociaux pour vous renseigner sur les situations couvertes par le plan d'assurance maladie de l'entreprise, et vous pouvez même demander qu'une personne responsable de votre dossier vous guide pendant les mois de traitement. Faites en sorte que vos décisions de traitement reposent sur votre propre meilleur jugement, non sur celui de votre compagnie d'assurances, ou sur le fait que les frais sont remboursés ou non.

Vos collègues de travail connaîtront certainement votre diagnostic et feront peut-être partie de vos meilleurs défenseurs. Mais faites toujours attention quand il s'agit de révéler votre diagnostic à n'importe qui d'autre qui n'a pas besoin de le savoir.

Vous et votre médecin (non votre patron) déciderez du moment de votre retour au travail – ou de l'éventualité de prendre toute forme de congé. Parlez avec votre supérieur pour trouver un arrangement si nécessaire, comme du temps flexible, du travail à la maison, des modifications ergonomiques ou du matériel spécial pour accomplir votre travail.

Si vous êtes en recherche d'un nouvel emploi, vous n'êtes pas légalement obligée de révéler vos antécédents de cancer à moins que votre état de santé passé ait un impact direct sur l'emploi que vous recherchez. Par exemple, si vous avez subi une mammectomie et qu'il vous est impossible de soulever tout objet pesant plus de cinq kilos avec votre bras droit, ce ne serait pas une bonne idée de passer une entrevue pour une carrière dans le service des postes.

Une simple porte

J'ai toujours cru que la réussite d'une femme
ne peut qu'aider celle d'une autre femme.

– GLORIA VANDERBILT

Une simple porte séparait deux réalités parallèles. Je me tenais d'un côté de la porte avec mon récent diagnostic de cancer du sein. Je subirais une mammectomie dans quatre jours, suivie de six mois de chimiothérapie.

De l'autre côté de la porte, ma fille de huit ans, Alexandra, qui jouait dans sa chambre. Je savais qu'une fois que je franchirais le seuil de sa chambre, ma réalité croiserait la sienne, et sa vie changerait pour toujours. J'avais reporté le plus longtemps possible le moment de dire à ma fille que j'avais le cancer, craignant d'avoir à prononcer les mots *cancer* et *maman* dans la même phrase.

J'ai délicatement poussé sa porte entrouverte, juste assez pour que je puisse la voir. Les petites boucles de cheveux tombaient délicatement autour de son visage pendant qu'elle mettait un soulier verni à sa poupée. Elle a levé les yeux et m'a vue dans l'embrasure de la porte. Elle a souri, je lui ai rendu son sourire et me suis avancée pour la serrer dans mes bras.

Je peux encore me rappeler ce que l'on ressent de vivre dans une innocence comme la sienne, et je rêvais de revenir en arrière. Je me suis assise près d'elle, je l'ai regardée dans les yeux et j'ai pris sa douce petite main dans la mienne.

J'ai dit tranquillement : « Je veux te parler, ma chérie. On a découvert que j'ai le cancer du sein et on m'opérera dans quatre jours pour enlever ce cancer. »

Elle a paru totalement perplexe. Je pouvais voir qu'elle essayait de comprendre les paroles que je venais tout juste de prononcer. Puis elle est devenue très émue. Ses yeux se sont embués de larmes à mesure que la compréhension de chaque mot s'insinuait en elle. Je l'ai prise dans mes bras et lui ai assuré que j'irais bien.

« Maman, vas-tu mourir ? »

« Non, ai-je répondu. Grâce à la chirurgie et à la chimiothérapie, j'irai mieux. »

Alexandra et moi avons survécu à ce jour, et je me suis fait opérer et j'ai reçu des traitements de chimiothérapie. Ma fille ne voulait pas parler de mon cancer à ses amies. Au lieu de cela, elle a choisi pendant plusieurs années de taire ses sentiments.

Lorsqu'elle a atteint l'adolescence, elle a commencé à parler plus ouvertement de son expérience. J'en suis venue à comprendre que nous discuterons de notre relation pendant cette période et, du fait que j'ai survécu au cancer, pour le reste de nos vies. Chaque année apporte une conversation différente, plus profonde.

♥ *Lisa McPherson Robinson*

PARTAGEZ VOTRE TRAVERSÉE DU CANCER AVEC VOS ENFANTS

Les enfants sont souvent curieux au sujet du cancer, mais ils ont peur de poser des questions, donc comme parent…

- Suivez leur exemple. Répondez honnêtement à leurs questions. Il est important que vous appreniez à l'enfant tout ce qu'il ou qu'elle veut savoir.
- Trouvez des livres appropriés et lisez-les avec votre enfant. Il est important qu'il comprenne bien tout ce qui concerne cette maladie dans des termes qu'il ou qu'elle est capable de saisir. Votre bibliothèque scolaire ou le professeur de votre enfant vous fera les meilleures suggestions.

Principaux sujets à discuter avec votre enfant :

- **La peur.** Les enfants ont peur de perdre un parent ; ils ont aussi peur de perdre l'amour, les soins et la structure que leur procure ce parent. La maladie effraie les enfants. Rassurez vos enfants en leur disant que vous les aimez, peu importe comment vous vous sentez. Réconfortez-les aussi en disant qu'avoir le cancer ne veut pas dire que vous mourrez. Expliquez-leur les différents types de cancer.
- **La curiosité.** Après votre opération, si vos enfants sont curieux de voir les suites d'une chirurgie, c'est à vous de décider si vous vous sentez assez à l'aise pour leur montrer votre cicatrice. Mais rappelez-vous que leur imagination peut empirer la réalité.
- **La compréhension.** Les enfants ont besoin de se faire rassurer qu'ils ne sont aucunement à l'origine de votre maladie. Votre maladie n'est pas contagieuse. En des mots appropriés à leur âge, informez-les au sujet de votre traitement : en quoi il consiste, ce que vous ressentez à présent, et les changements à la routine actuelle qu'engendrera votre traitement.
- **Les relations.** Expliquez à votre enfant que les rôles respectifs dans la famille se transformeront et qu'il devra aider davantage dans la maison.

- **Célébrez.** Faites fréquemment le point au sujet de votre condition. Célébrez les bons jours avec une sortie dans les magasins, un cornet de crème glacée, une promenade dans le parc. Lorsque vous devez demeurer à la maison ou rester au lit, regardez un film vidéo ou lisez un livre ensemble.

Des sœurs, enfin !

Un individu n'a pas le cancer; une famille, oui.

– TERRY TEMPEST WILLIAMS

Je lui ai dit qu'elle avait été adoptée; pour une enfant autoritaire de huit ans, c'est vraiment une chose cruelle à dire à son innocente petite sœur de six ans. Elle a pleuré. J'ai adoré cela.

Elle n'avait pas été adoptée. La vérité, c'est que, dans l'album de famille, il y avait plus de photographies de moi; comme j'avais grandi dans les années 1950, tout était centré sur moi, moi, moi. Je détestais ma petite sœur.

Je l'ai poussée hors de la balançoire de l'arbre. Elle est tombée maladroitement de plein fouet sur le sol, atterrissant sur son bras. « N'en parle pas », l'ai-je avertie. Elle a gémi et pleurniché; finalement, elle n'a pas été capable de cacher plus longtemps sa douleur. Elle « a parlé » et tout cela a fini par un plâtre très *cool* sur son poignet brisé.

Quand nous étions adolescentes, j'ai tiré ses longs cheveux tellement fort que j'ai arraché sa boucle d'oreille d'une horrible et terrible manière. J'ai accaparé la ligne de téléphone qui nous était réservée à toutes deux. J'ai ri quand elle a heurté un poteau de téléphone avec sa voiture. Je me suis délectée quand elle est arrivée tard à la maison et a dû subir les remontrances de nos parents. Et j'ai fait une incursion dans sa fête sans-parents-à-la-maison et je lui ai causé des problèmes de taille.

Une fois devenues adultes, nous étions ouvertement civilisées, mais jamais intimes, j'ai donc été surprise par l'annonce de son divorce et, par la suite, j'ai choisi de ne pas lui parler pendant une année. Elle s'est remariée. Ils ont eu un enfant.

« Je me suis fait enlever une bosse au sein ; c'est cancéreux », a-t-elle annoncé. En tant que femmes adultes avec des enfants et des chiens et des maris qui nous aimaient, nous avons fini par rétablir le contact, occasionnellement, même si je n'avais pas inclu son numéro de téléphone dans mon système de composition abrégée. Mais maintenant nous nous parlons beaucoup. Tous les jours.

Elle a besoin de moi, et j'ai aussi besoin d'elle. Je suis sa conseillère à distance dans la prise de décisions médicales. Nous discutons ensemble des options de traitement et avons effectué une recherche de médecins. Nous avons passé en revue son sinistre rapport de chirurgie et d'évaluation pathologique et avons pleuré le sein perdu. Et nous avons décidé que, étant donné que plus de la moitié des femmes à ce stade et avec ce diagnostic obtiennent un bon résultat, elle ferait sûrement partie de ce groupe. C'est certain !

Cette fois-ci, si elle tombe de la balançoire de l'arbre, je suis là pour l'attraper. La grande sœur et la petite sœur. Des sœurs, enfin !

♥ *Sandra Goldberg*

DES GENS QUI AIDENT DES GENS

Les dispensateurs de soins sont souvent des membres de la famille ou des amis intimes. Tout comme vous, vos aidants ont eux-mêmes besoin d'aide et de soutien. Voici de quelle façon :

- **Bâtissez une équipe** de manière à ce que vous ne dépendiez pas toujours d'une seule personne.
- **Gardez vos aidants bien informés.** Préparez une liste des numéros de téléphone de votre équipe médicale, de votre pharmacie, de vos amis, de votre famille, de vos voisins et de vos conseillers spirituels. Placez cette liste près du téléphone principal. Faites une liste de tous vos médicaments, ainsi que la posologie (quantité et rythme d'administration). Discutez de vos effets secondaires et des dispositions que vous prenez pour les contrer. Assurez-vous

que vos aidants savent si vous avez un testament biologique, où sont vos papiers importants et qui est votre exécuteur testamentaire.

- **Prenez soin de vos aidants.** Assurez-vous qu'ils ont du temps en dehors de vous pour s'adonner à leurs propres passe-temps et s'occuper de leurs propres affaires. Ils ont besoin de prendre soin d'eux-mêmes pour pouvoir prendre soin de vous. La dépression est courante chez les aidants. Encouragez-les à demander de l'aide professionnelle si vous voyez que leur moral flanche.
- **Témoignez-leur de la reconnaissance.** Laissez savoir à vos aidants par un simple « merci » que vous appréciez leur aide, leur soutien et leur amour.

TRUCS POUR LES AIDANTS

Pour les membres de la famille, le traumatisme du diagnostic de cancer et de son traitement exigera une réorganisation complexe des rôles, des responsabilités et des relations. Pour naviguer dans ces nouvelles relations évolutives, il faut de la communication, de la patience et du soutien.

Les lecteurs du magazine *CURE* (Cancer Updates, Research & Education [le point, la recherche et l'éducation sur le cancer]) offrent aux aidants ces conseils du style « nous sommes déjà passés par là ».

- **Soyez toujours optimiste.** Les statistiques se sont maintes fois révélées erronées.
- **Soyez la seconde paire d'oreilles de la patiente.** C'est crucial lorsqu'une personne vient d'apprendre qu'elle est atteinte du cancer.
- **Soyez un défenseur pour la personne que vous aimez.** Assurez-vous que ses besoins sont comblés.
- **Gardez votre sens de l'humour.**
- **Connaissez-en plus que la patiente** et gardez la patiente informée en lui donnant des explications sur les propos des médecins.
- **Faites preuve de polyvalence.** Soyez à la fois psychologue, médecin praticien, conseiller spirituel, infirmière et guide, le tout accompagné de beaucoup de désintéressement.
- **Reformulez les mauvaises nouvelles** et renforcez les bonnes.
- **Rappelez-vous, lors de ces moments où les mots manquent, que le toucher dit tout.**
- **N'ayez pas peur de vos émotions.**

- **Les aidants sont un poteau indicateur pour la patiente.** Les patientes peuvent lire sur votre visage.
- **Encouragez les amis et la famille à participer aux soins.** Ne soyez pas un gardien de prison, mais plutôt un portier.
- **Un aidant doit penser positivement et demeurer curieux.** Souvent, l'aidant devra travailler autant pour lui-même que pour le patient.

Et ces conseils patient-à-aidant :

- **Nombre d'entre nous accepteront toute l'attention** qu'on voudra leur donner. Ne vous y laissez pas toujours prendre.
- **Vous pouvez toujours vous fâcher contre moi** si je ne fais pas la vaisselle ou si j'oublie de payer l'hypothèque.
- **Parfois, votre énergie positive** doit suffire pour nous deux.
- **Respectez mon estime de moi-même.** Il m'est difficile d'accepter d'avoir besoin qu'on prenne soin de moi.
- **Je ne veux pas me sentir fragile et impuissante,** donc respectez mon besoin d'indépendance. Laissez-moi faire le plus de choses possible pour moi-même et par moi-même.

- **Touchez-moi.**
- **Si vous croyez que je me fatigue trop,** vérifiez avec mon médecin avant d'essayer de m'empêcher de vivre le plus normalement possible.
- **Prenez du temps pour vous.** Mangez, dormez et faites de l'exercice. Si vous êtes fatigué et surchargé, vous m'affaiblissez encore plus.
- **Découvrez la nouvelle personne en moi,** et apprenons encore une fois à nous prodiguer amour et respect mutuels.
- **Pardonnez-moi** si, en raison de ma peur de l'inconnu, je suis difficile ou désagréable.
- **Rappelez-vous de rire et de pleurer avec moi.**
- **Soyez honnête avec moi.**
- **Rappelez-vous que nous sommes humains.** Nous avons des bons et des mauvais jours.
- **Le plus important, vous ne pouvez tout prendre sur vous.** Ne vous noyez pas dans mon cancer. Demandez de l'aide.

Le réseau d'amitié du cancer du sein

Une femme sur sept aura le cancer du sein durant sa vie. Les six autres femmes la connaîtront. Et voici des façons pour l'aider :

Téléphonez juste pour bavarder.

Une fête de chapeaux : Organisez une fête pour votre amie. Demandez à tout le monde d'apporter un beau chapeau ou un chapeau amusant.

Faites une collecte pour payer une journée de ménage de la maison, de lavage de vitres ou de nettoyage de tapis pour votre amie.

Les jours de chimiothérapie, cuisinez un repas pour sa famille.

Rendez-vous ensemble à une matinée de cinéma et allez luncher ensuite.

Mettez sur pied un journal en ligne pour informer les amis et la famille de ce qui se passe (cela diminue le nombre d'appels téléphoniques et de courriels à traiter). Un journal en ligne est un clavardage ouvert sur une page Web.

Faites certaines courses pour elle (épicerie, bureau de poste, dépôts à la banque) ou emmenez-la et doublez le plaisir.

Téléphonez juste pour bavarder.

Lavez sa voiture.

Aidez-la à faire ses travaux dans la cour (et bavardez pendant que vous travaillez).

Organisez une journée de gardiennage pour qu'elle puisse se reposer.

Faites une sortie de magasinage – essayez des couleurs folles (plus c'est fou, mieux c'est).

Invitez-la à un lunch spécial ; apportez la porcelaine raffinée et l'argenterie. N'oubliez pas les serviettes de lin. À quoi les réservez-vous de toute façon ? Célébrez votre amitié et la vie.

Maints restaurants offrent des mets gastronomiques à emporter. Apportez-lui ses mets préférés, et appréciez-les en vêtements confortables.

Apportez un assortiment de tisanes. Pour un meilleur sommeil la nuit ? Essayez la camomille. Besoin d'énergie supplémentaire l'après-midi ? Essayez l'hibiscus et l'églantier.

Téléphonez juste pour bavarder.

Si votre amie aime cuisiner, apportez-lui des fines herbes fraîches. De nos jours, nombre de supermarchés en offrent de toutes sortes.

Les coupes glacées sont toujours de mise. Apportez quelques garnitures et votre plaisir sera instantané.

Créez une affichette amusante où il est écrit « Ne me dérangez pas » pour qu'elle puisse s'en servir lorsqu'elle a besoin de quelques moments de solitude. Tout à fait appropriée sur la porte de la salle de bain pour ce long bain relaxant ou celle de la chambre pour une sieste d'après-midi. N'oubliez pas un joli panier de produits pour le bain.

Si vous manquez de temps, payez un adolescent responsable qui fera quelques courses courantes et fatigantes afin de la soulager de certains fardeaux (comme la coupe du gazon, la disposition des ordures, le raclage des feuilles).

Le petit-déjeuner au lit est toujours apprécié. N'oubliez pas les fleurs pour égayer le plateau.

Emmenez votre amie pour un *new-look*. Il est bien plus plaisant d'y aller ensemble. Si elle est d'accord, essayez quelques nouveaux styles de vêtement ensemble. Des styles punk s'adaptent bien à une tête chauve. Trouvez quelque chose que vous ne porteriez pas normalement et riez un bon coup. N'oubliez pas la caméra.

Trouvez quelques tatouages loufoques non permanents et ayez du plaisir à les appliquer sur des parties osées de votre corps.

Lorsque vous lui rendez visite, suggérez qu'elle prenne un bain aromatique relaxant pendant que vous surveillez les enfants, faites la vaisselle et la lessive, ou ne faites que répondre au téléphone.

Téléphonez juste pour bavarder.

Avant qu'elle ne perde ses cheveux, colorez-les de la couleur dont elle a toujours rêvé, ou faites-les couper court et chic. Encouragez-la à être audacieuse en essayant quelque nouveau style ou nouveau look. Rappelez-vous, cela ne durera qu'environ une semaine.

Essayez la thérapie par l'art. Pas assez créative? Apportez deux ou trois cahiers à colorier et des crayons et aidez-la à retrouver cette sensation d'être une enfant grâce à la thérapie du coloriage. C'est un bon moment pour bavarder et faire émerger sa créativité même si elle n'est pas une artiste. N'oubliez pas, c'est bien de colorier en dehors des lignes.

Si votre amie fait du lymphœdème, vous pourriez recourir aux services d'une massothérapeute spécialement formée pour aider à rétablir la circulation et susciter la détente.

Si vous aimez l'artisanat, apportez les fournitures avec vous et partagez votre passe-temps avec votre amie.

Écrivez des mots de remerciement à sa place pour les cadeaux qu'elle a reçus.

Si vous avez un animal gentil qui aime les gens, partagez-le avec votre amie. Les animaux de compagnie ont un pouvoir spécial de guérison. (Vérifiez à l'avance au sujet des allergies.)

Donnez un shampoing à votre amie (ou massez sa tête avec de la lotion si elle n'a pas de cheveux). C'est une bonne façon de la dorloter un peu.

Si votre amie habite très loin de chez vous, abonnez-la à une revue, ou envoyez-lui une carte-cadeau de son magasin préféré pour qu'elle puisse s'offrir une petite gâterie spéciale, à vos frais. Envoyez des fleurs le dernier jour de la chimiothérapie ou de la radiothérapie.

Oh oui… **téléphonez juste pour bavarder!**

♥ *Becky M. Olson et*
Sharon M. Henifin

PENSEZ-Y...

MON ÉQUIPE D'AIDANTS

- ❑ Époux, personne significative
- ❑ Maman ❑ Papa
- ❑ Sœur ❑ Frère
- ❑ Fille ❑ Fils
- ❑ Belle-mère ❑ Voisin
- ❑ Professeur ❑ Amis
- ❑ Collègues de travail
- ❑ Animal de compagnie
- ❑ Membres de l'église
- ❑ Membres du groupe de soutien
- ❑ Chef religieux ou spirituel
- ❑ Entraîneur de conditionnement physique
- ❑ Professeur de yoga
- ❑ Massothérapeute
- ❑ Coiffeur
- ❑ ______________________________
- ❑ ______________________________

PENSEZ-Y...

SUR QUI PUIS-JE COMPTER POUR...

- Emmener mes enfants en voiture à leurs activités ?
- Apporter un repas chaud les jours où je n'ai pas envie de cuisiner ?
- Me conduire au lieu de mon traitement quand je suis trop fatiguée pour conduire moi-même ?
- Aller faire des dépenses folles dans les magasins et prendre un lunch pour le plaisir ?
- Garder les enfants ? Faire mes courses ?
- S'occuper des tâches domestiques et du jardinage ?
- M'accompagner à mes cours de yoga ?
- Faire une promenade le matin ?
- M'aider au travail ?
- Être juste là à m'écouter ?

L'inspiration divine

Votre première émotion n'est pas
« Est-ce que je vais perdre mon sein ? »
C'est : « Est-ce que je vais perdre ma vie ? »

– LINDA ELLERBEE, TÉLÉREPORTER

Je voulais que mon dernier traitement de radiothérapie soit vraiment spécial, à la fois pour l'équipe de radiothérapie parce que ces professionnels étaient impressionnants, et aussi pour moi-même. Trente-trois jours. Trente-trois traitements.

J'ai donc décidé de faire cuire des petits biscuits au four – je suis demeurée debout jusqu'à 1 h 30, puis je me suis levée tôt pour les emballer, et écrire des cartes. Mais il manquait quelque chose. Je voulais être capable de transmettre à ces personnes de l'hôpital combien je leur étais reconnaissante, pour leur professionnalisme, pour leur dévouement à me soigner, et combien il avait été réconfortant de les avoir près de moi pendant mes traitements.

Je voulais aussi que mon cadeau soit quelque chose de mémorable, quelque chose qui égayerait leur journée et me ferait sourire chaque fois que je penserais à eux. (Mon petit côté irrévérencieux devait avoir le dernier mot!)

Soudainement, j'avais trouvé. C'était inspiré – c'était brillant – c'était vachement drôle! Mais j'avais besoin d'aide et John était déjà parti pour le travail. J'ai donc téléphoné à ma voisine et lui ai demandé si elle pouvait venir chez moi.

Quand je suis arrivée à l'hôpital, j'ai changé de vêtements et me suis rendue dans la salle de traitement. Pendant trente-trois jours, les techniciens m'avaient soigneusement placée en position, alignée avec précision, se basant sur les tatouages et les marques peints sur ma poitrine pour s'assurer qu'ils appliquaient le traitement aux bons endroits.

Le technicien est venu pour me placer. Il a ajusté mon drap, m'a regardée, a regardé encore et a éclaté de rire. Un autre technicien est venu, a regardé, regardé encore et fait de même.

Je ne pouvais m'en empêcher. C'était trop parfait. Pour une raison ou une autre, cette image avait surgi dans ma tête ce matin-là, et je savais que c'était de l'inspiration divine. Là sur mon sein, ma voisine avait écrit: Merci!

♥ *Mary Anne Breen*

CRÉEZ UN CENTRE D'ATTENTION ESPRIT/CORPS

Utilisez le pouvoir de votre imagination. L'imagerie mentale (vous voir en train d'accomplir une tâche ou vous retrouver dans un endroit précis) ressemble au rêve. Les athlètes utilisent cette méthode. Les stars rock aussi. Et il a été démontré qu'on peut améliorer sa performance par la pratique régulière. L'imagerie mentale peut vous aider à être plus détendue durant une procédure médicale, une radiographie, la chimiothérapie ou avant une chirurgie.

> **Comment:** Fermez les yeux. Souvenez-vous d'un moment où vous étiez extrêmement heureuse. Oubliez tout le reste. Goûtez mentalement le sentiment d'être dans cet événement pendant au moins dix minutes. Maintenant, ouvrez les yeux, et ressentez la détente et le regain de vitalité.

Utilisez le pouvoir de votre voix. Une technique séculaire appelée *incantation* permet d'obtenir des bienfaits pour la santé tant sur le plan mental que physique. L'incantation ressemble au chant, mais vous répétez la « chanson » encore et encore, soit fort ou silencieusement, seule ou en groupe. L'incantation vous aide à détourner votre centre d'attention mental des objets matériels.

L'incantation capte le son comme une vibration. La vibration est source de pouvoir, tout comme les hautes notes dans les chansons sont reconnues pour briser le cristal. L'incantation aide à susciter la réaction de détente, permettant d'ouvrir votre conscience, ce qui est essentiel à la méditation. Par l'incantation, vous dirigez votre esprit vers un endroit plus sain et vous libérez les produits chimiques du cerveau permettant de rehausser votre moral.

Comment: Chantez simplement le même mot ou la même phrase ou la même chanson dans la douche ou même dans la voiture, avec ou sans CD de musique incantatoire, comme moyen de vous isoler des stress de la vie ou durant une séance de chimiothérapie.

Massage du cœur

J'appelle espoir *mon « voyant lumineux »*
parce que je sais maintenant que sans lui,
nous cessons vraiment d'exister.

– VICKIE GIRARD

La première fois que j'ai rencontré Jeanne, elle marchait dans l'allée devant mon appartement, et j'avançais vers elle. J'ai remarqué qu'elle portait un ruban rose, et je portais aussi le mien. Je me suis arrêtée devant elle et j'ai dit : « Wow, il semble que nous avons quelque chose en commun. »

Elle a été déconcertée et a répondu : « Que voulez-vous dire ? »

« Bien, vous portez votre ruban rose et moi aussi. Connaissez-vous une personne qui a le cancer du sein ? »

« Oui, a-t-elle murmuré. Moi. » Elle est partie rapidement.

Je suis une massothérapeute reconnue et, dans mon travail au cours des années, j'ai rencontré maintes personnes souffrantes. Récemment, j'ai traité beaucoup de femmes qui avaient le cancer du sein.

Quelques jours plus tard, j'ai reçu un appel téléphonique du mari de Jeanne. Je lui avais donné un massage l'année précédente alors qu'ils visitaient l'île où je résidais.

« Je voudrais faire un cadeau-surprise à ma femme et j'aimerais que vous lui fassiez un massage. Elle m'a dit qu'elle vous a rencontrée hier et vous lui avez fait bonne impression. »

Quelques jours plus tard, lorsque Jeanne est entrée dans ma salle de massage, elle semblait tendue et contrariée. C'était une superbe journée chaude, et son mari lui avait offert ce traitement. J'étais perplexe concernant les motifs de sa préoccupation.

« Allez-vous bien ? », ai-je demandé.

« Mon dos me fait mal, et j'ai des nausées. »

Et, pourtant, elle était là et voulait que je lui fasse un massage. Comme à l'accoutumée, j'ai quitté la pièce pour lui permettre de se changer en toute intimité et de s'installer sur la table de massage.

Après l'avoir placée, avoir ajusté son lit et lavé mes mains, j'ai commencé en posant une main sur la base de son cou et l'autre sur le bas de son dos, pour nous permettre de nous apaiser toutes les deux.

D'une voix calme, j'ai suggéré : « Fermez vos yeux et portez attention à votre respiration. » Après quelques minutes, j'ai appliqué une lotion tiède et j'ai massé délicatement son dos et son cou. J'ai utilisé de longs et lents mouvements pour l'apaiser et la détendre.

Pendant que je donne un massage, je me rappelle qu'il n'y a rien à « réparer ». J'ai seulement besoin d'être « présente » à la personne aux prises avec des malaises.

Je lui ai demandé de se tourner sur le dos. Aussitôt, sa respiration est devenue irrégulière, et elle s'est mise à pleurer. Je l'ai laissée pleurer tranquillement pendant un moment, puis je lui ai demandé : « Voulez-vous que j'incorpore de l'imagerie mentale dans la séance ? » Elle a fait signe que oui.

« Vous pouvez soulager votre malaise et l'accueillir au lieu de le repousser. » C'était tout. Pas d'autres mots. Seulement « accueillir » et « soulager ».

À la fin du traitement, pendant que je tenais et que j'étirais son cou, elle a été secouée de sanglots. J'ai continué à la tenir sans prononcer un mot, lui permettant de disposer d'un endroit sécuritaire où elle pouvait pleurer, se laisser aller, guérir.

Pendant que Jeanne se rhabillait, elle m'a tranquillement mais fermement dit : « Je voudrais programmer au moins un autre traitement avec vous pendant que je suis ici à Maui. J'ai récemment subi une double mammectomie. Dans mon processus de guérison, j'ai essayé le massage, mais le thérapeute était clinique et froid, et le massage douloureux et traumatisant. J'étais terrifiée à l'idée de recevoir un autre massage – c'est pourquoi j'étais si contrariée quand je suis arrivée ici.

« Je ne peux vous dire à quel point je me sens maintenant plus légère dans mon corps et dans mon esprit. Et si unifiée. Au risque de pleurer encore, je veux vous laisser savoir comment vous m'avez aidée aujourd'hui à faire cet énorme premier pas pour permettre à un autre être humain de me toucher… sans crainte ni honte ni remords. Merci. »

C'est un honneur d'être en mesure d'effectuer ce type de travail de guérison, et j'étais remplie d'un profond sentiment de grâce et de chaleur. La lumière m'inondait. Une femme complètement transformée est née de la séance de massage, et une autre femme transformée a préparé sa salle pour le prochain client.

♥ *Pandora Kurth*

PENSEZ-Y...

FAIRE FACE AU CHANGEMENT

Les femmes veulent se sentir femmes.
Et vous voulez être féminine
quand vous regardez dans le miroir...
particulièrement si vous êtes
une femme célibataire.

- SANDRA, SURVIVANTE
DU CANCER DU SEIN, 53 ANS

Êtes-vous inquiète à l'idée que les autres puissent remarquer votre perte de cheveux, votre gain de poids ou la perte d'un sein?

Certains changements dans votre corps sont à court terme, et d'autres dureront pour toujours. D'un côté ou de l'autre, il est possible que votre apparence vous préoccupe beaucoup après un traitement de cancer. Il s'agit d'un sentiment naturel, mais quelque chose d'important demeure impérissable, votre sens du moi.

Croyez-vous que les gens dans votre entourage agiront différemment?

Les changements dans votre apparence peuvent aussi être difficiles pour vos êtres chers – et ceci risque de vous être pénible. Les parents et les grands-parents se préoccupent souvent de leur apparence aux yeux d'un enfant ou d'un petit-enfant. Ils craignent que les changements corporels effraient l'enfant ou nuisent au rapprochement.

Souhaiteriez-vous utiliser des moyens pour améliorer votre apparence durant le traitement?

Si vous trouvez que votre peau a changé de couleur à cause des radiations, demandez à votre médecin ou à votre infirmière de vous indiquer des moyens pour prendre soin de votre peau et de vous dire si la couleur changera avec le temps. Une nouvelle coupe de cheveux, une teinture des cheveux, du maquillage ou des vêtements neufs peuvent vous remonter le moral. Si vous choisissez de porter une prothèse mammaire, assurez-vous qu'elle vous convient. Il est possible que votre compagnie d'assurances en rembourse les coûts.

Comment vous sentez-vous réellement?

Dites-vous que vous êtes plus que votre cancer. Sachez que vous avez de la valeur, peu importe votre apparence ou la situation que vous traversez. Faites le deuil de vos pertes. Elles sont réelles, et vous avez le droit de ressentir cette perte. Concentrez-vous sur le fait que le cancer vous a rendue plus forte, plus sage et plus réaliste.

Ma page

Mes pensées ____

____

____

____

Mes sentiments ____________________________________

____

____

____

Mes faits ____

____

____

____

Mon soutien _______________________________________

____

____

____

Des cheveux aujourd'hui, chauve demain

Lorsque nous sommes forts,
nous sommes toujours beaucoup plus grands
que les choses qui nous arrivent.

– THOMAS MERTON

Gardez la tête haute! L'un des plus pénibles inconvénients de nombreux traitements de chimiothérapie, c'est la perte de vos cheveux. La mauvaise plaisanterie, c'est que vous perdrez tous vos cheveux – PARTOUT – à des endroits indésirables, comme la tête, les sourcils, les cils et partout, et même à des endroits où cela vous indiffère.

La plupart des femmes sont préparées à devenir chauves, anticipant les mois vraiment difficiles sans cheveux, comme s'il n'était pas déjà assez pénible d'avoir le cancer, ou de perdre des tissus, un sein, ou même les deux. Mais avec notre féminité que nous essayons de préserver et que nous considérons comme sacrée, nous détestons cette perte de poils sur l'ensemble de notre corps. Nous nous convainquons que notre sexualité et notre sensualité ne résident pas dans notre apparence extérieure, mais plutôt dans notre cœur, notre esprit et notre âme. Il est quand même éprouvant de se regarder dans le miroir après l'opération, la chimiothérapie ou la radiothérapie lorsque l'on constate que certaines de ces parties sacrées sont marquées de cicatrices, carbonisées ou manquantes.

En prévision de cette situation, vous pouvez couper vos cheveux très courts et acheter des perruques (et porter la couleur dont vous avez toujours rêvé). J'ai pu profiter de l'aide d'une amie qui s'est chargée de me trouver la meilleure perruque – à laquelle elle a fait une coupe et une mise en plis pour l'adapter à mon visage. Les casquettes et les turbans constituent aussi un bon choix.

Mais lorsque nous nous regardons dans le miroir, il existe une chose beaucoup trop redoutable à contempler, c'est cette extraterrestre sans sourcils qui nous dévisage. Deux de mes amies ont partagé mes inquiétudes à propos des « sourcils ». L'une d'elles m'a accompagnée à l'American Cancer Society pour participer au programme *Look Good, Feel Better* (*Belle et bien dans sa peau*), où l'on nous apprendrait tout l'art du maquillage durant cette étape de mon traitement. L'autre amie a décalqué mes sourcils avant que je les perde et m'a fabriqué un pochoir.

Si tout le reste ne fonctionne pas, rendez-vous au centre commercial et abandonnez-vous à la compassion des dames au comptoir de cosmétiques. Elles font des miracles. Quand j'ai perdu mes cheveux, j'ai compensé avec des boucles d'oreilles. Ma « responsable des perruques » m'a confectionné quelques-unes des plus splendides paires de boucles d'oreilles jamais vues. J'ai décidé que des accessoires me redonnaient quelque peu cette élégance qui d'après moi me manquait.

Vous passerez du temps à penser à tout ce que vous perdez durant le traitement pour le cancer du sein, comme les cheveux. Ça m'est arrivé. Mais vous penserez aussi à tout ce que vous avez gagné – les prières, les membres de la famille et les amis qui ont manifesté leur amour pour vous. Des amies sont devenues des spécialistes en perruques et des conseillères en maquillage. Des amies qui n'ont jamais cuisiné pour leur propre famille apportent des repas cuits à la maison et remplissent votre congélateur. Une amie m'a apporté une cuvette de sable et de coquillages pendant une séance de chimiothérapie. J'ai glissé mes pieds dans le sable chaud et j'ai rêvé que j'étais sur la plage.

Mes cheveux ont repoussé. Mon corps et mon esprit sont maintenant différents. Grâce à tout cet amour que j'ai reçu, je suis une meilleure personne.

♥ *Kay Ryan, R.N., Ph.D.*

Le long voyage

Mon mari et moi nous sommes rendus à Paducah, au Kentucky, un jour de l'Action de grâces, pour rencontrer notre fils et sa famille venus de la Floride. Ils sont demeurés dans un motel doté d'une piscine intérieure.

Après avoir passé l'Action de grâces en famille, les petits-enfants ont voulu aller nager. L'aîné de mes petits-fils, Harrison, âgé de six ans, a demandé : « Mamie, peux-tu venir nager avec moi ? »

« Oui », lui ai-je répondu, et j'ai pris mon maillot, ma prothèse et une serviette. Nous sommes partis.

Bon, ce maillot n'était pas fait pour une femme qui a eu le cancer du sein ; j'ai donc inséré ma prothèse dans le bonnet du maillot. Nous avons marché vers la piscine, sauté dans l'eau et nagé vers les marches. Harrison est sorti le premier, et il s'est retourné pour m'aider.

Ses yeux sont devenus aussi grands que des soucoupes en même temps que sa mâchoire s'est affaissée. Il m'a pointée et a dit : « Grand-maman, est-ce que tu viens d'une autre planète ? »

J'ai baissé les yeux pour voir ce qu'il pointait et j'ai vu que ma prothèse était sortie du bonnet et avait glissé jusqu'à mon nombril.

« Je reviens d'un long voyage », ai-je répondu.

♥ *Bonnie Seibert*

L'ABC DES PROTHÈSES MAMMAIRES

« Quand j'ai perdu un sein, la chose la plus difficile qui m'est arrivée a été de découvrir mon ventre », a dit une femme qui se rétablissait d'une chirurgie pour le cancer du sein. Lorsque vous baissez les yeux, passé la douce courbe de la poitrine, peu importe sa taille ou sa forme – avec un peu de chance, un peu plus proéminente que votre ventre –, vous ne vous rendez pas compte que vous avez l'air enceinte. C'est ce ventre caractéristique d'une femme de la cinquantaine. Hors de la vue, hors de l'esprit.

Peu après une opération au sein (et l'ablation d'un sein ou possiblement des deux), une femme consultera un expert spécialisé dans l'ajustement d'une prothèse mammaire. Il s'agit de faire en sorte de préserver le plus possible l'apparence d'une femme – de façon à ce que personne ne se demande quel sein est manquant. C'est votre secret.

Les prothèses mammaires sont faites de gel de silicone – ironiquement, la même matière utilisée pour l'implant mammaire. La prothèse elle-même s'insère dans le gousset d'un soutien-gorge pour mastectomie (ou post-opératoire), et a la même forme et le même poids que le sein restant. Les prothèses sont offertes dans une variété de couleurs de peau, incluant l'ébène pour les femmes afro-américaines.

Simplement du fait que votre assurance peut couvrir le coût de deux soutiens-gorge par année, ne croyez pas qu'il ne vous en *faut* que deux. De nos jours, devant le choix de lingerie existante avec petites culottes assorties spécialement conçue pour les femmes qui ont subi une mammectomie, vous voudrez une variété de couleurs, des bretelles spaghetti, des modèles transformables – tout comme auparavant. Les soutiens-gorge prescrits médicalement étant plus élégants de nos jours, avec profusion de dentelle et armature, ne choisissez donc pas quelque chose que votre vieille maîtresse d'école célibataire aurait pu porter.

Connaissez-vous la raison médicale qui justifie que vous portiez une prothèse mammaire bien ajustée? Si vous ne remplacez pas le poids sur un côté de votre corps ou les deux, il se produira des transformations corporelles compensatrices, tout comme si on vous avait arraché une dent occasionnant un déplacement des autres dents pour combler le vide.

Même une jeune femme doit considérer l'ajout d'un poids sur le côté où elle a subi une chirurgie, puisque de subtils changements surviendront à mesure qu'elle prendra de l'âge. Son épaule commencera à s'affaisser et à pointer vers l'avant, comme pour protéger le côté blessé. Il s'agit de légères transformations, mais à long terme, le déséquilibre peut causer des problèmes de dos, et provoquer une courbure ostéoporotique dans le haut du dos.

Si le sein manquant était lourd, l'effet de sa perte touchera votre équilibre ; cela affectera votre marche et votre stabilité sur vos pieds – particulièrement chez les femmes plus âgées. La prothèse mammaire permet une meilleure distribution du poids.

Pour les occasions où vous voulez revêtir une robe dos nu (oui, vous le pouvez !), certaines prothèses mammaires peuvent être fixées à l'aide d'une colle spéciale, mais n'essayez pas de les porter la première année après l'opération, avant que votre plaie ne soit complètement guérie.

Si vous croyez qu'il vous est possible de conserver votre ancien maillot de bain, et simplement coudre un gousset pour la prothèse mammaire, votre poitrine risque de paraître affaissée. Certains modèles qui mettent en valeur le décolleté ne sont pas adaptés à une prothèse mammaire. Mais les maillots spécialement conçus pour les femmes qui ont subi une mammectomie sont étonnamment élégants, avec un décolleté légèrement différent.

Si l'on a dû vous enlever les deux seins, considérez-vous chanceuse. Votre plus gros dilemme sera de déterminer la taille de votre poitrine. En fin de compte, c'est vous et non la nature qui déciderez si vous porterez un A, un B, un C ou une taille plus forte. Le meilleur conseil, c'est d'acheter de plus grosses prothèses mammaires, étant donné que la taille de la poitrine augmente avec la cinquantaine. Vous paraîtrez proportionnellement plus mince !

Magasinez dans une boutique spécialisée pour les femmes ayant souffert d'affections sénologiques. Vous bénéficierez du concours d'une essayeuse reconnue, et ce, en toute intimité et dans un environnement confortable. Les groupes de soutien pour personnes atteintes du cancer du sein peuvent vous guider pour trouver une boutique près de chez vous.

Attention : *Portez vos bijoux, vos épinglettes et vos broches sur le côté opposé de la prothèse mammaire, ou n'en portez pas du tout. Imaginez votre surprise si l'épinglette devait se dégrafer et crever votre prothèse de silicone. Oh, elle n'éclatera pas comme un ballon d'eau et il ne s'agira pas d'une situation d'urgence, mais vous pourriez sentir une lente fuite gluante sur votre blouse de soie préférée.*

L'ange Hugh

Si vous traversez l'enfer, continuez d'avancer.

– SIR WINSTON CHURCHILL

« Essayez mes pieds, ai-je grogné. J'ai quelques bonnes veines à cet endroit. » L'aiguille intraveineuse logée dans ma main avait cessé de fonctionner, et une jeune femme médecin épuisée était en train d'essayer sans succès de m'en insérer une nouvelle. Elle y besognait depuis une demi-heure. À minuit, un vendredi, c'était le seul médecin de service dans la salle d'oncologie de cet hôpital du centre de Londres et, pour moi, elle constituait la seule ressource en ville. Je savais que cela faisait un trop grand nombre d'heures qu'elle travaillait, mais cela me laissait plutôt indifférente. J'avais mes propres problèmes.

J'ai grommelé : « Je vous donne une autre chance, puis c'est fini ! Je le boirai, le maudit sang, les antibiotiques, l'acyclovir, tout ce que vous voulez. Mais après celle-là, c'est assez. » J'ai serré les dents, attrapé la tubulure de métal froid du lit et essayé de ne pas crier. Vampire a continué à fouiller, cherchant une veine sur mon pied. Elle m'a piquée. M'a piquée encore.

« Je n'y arrive pas », et elle est restée là debout, les mains tremblantes. « J'en ai fait vingt semblables aujourd'hui, et je les ai parfaitement réussies. Vous avez reçu tellement de traitements de chimiothérapie et vos veines ne coopèrent tout simplement plus. » En colère, elle a tiré le rideau et est sortie dans la salle commune d'un pas lourd.

Une infection était apparue au niveau du cathéter central qu'on avait implanté chirurgicalement dans ma poitrine, et je faisais aussi une réaction indésirable à ma première forte dose de chimiothérapie. Ma leucocytémie s'était abaissée, et la fièvre était devenue si forte que j'en tremblais. J'étais au point le plus bas de mon plus bas. Et tout ce que je voulais maintenant, c'était d'arrêter. Cesser tout cela.

Au cours des dernières semaines, j'étais entrée et sortie de l'hôpital pour me préparer aux doses élevées de chimiothérapie qui me seraient bientôt administrées. Chaque visite signifiait un lit différent, une vue différente des mêmes murs gris vert, et la plupart du temps des visages différents. Contrairement aux hôpitaux américains avec leurs chambres pour deux ou trois patients, il s'agissait d'une grande salle, avec environ vingt lits, séparés simplement par les rideaux que l'on pouvait tirer autour du lit. La salle commune était destinée autant aux hommes qu'aux femmes, mais nous avions tous perdu notre modestie en même temps que notre intimité. D'une certaine manière, la dignité personnelle n'était plus importante.

La plupart de mes compagnons et compagnes de salle étaient endormis, et je me suis assise dans mon alcôve entourée de rideaux, les jambes croisées, un chapeau de velours rouge sur ma tête chauve, écoutant leurs ronflements et leurs grognements. Je redoutais le prochain chapitre de mon cauchemar et j'avais cessé de tenter d'imaginer simplement où me conduirait le scénario.

Soudain, l'infirmière de service a ouvert mon rideau tout grand. « C'est Hugh de l'unité des soins intensifs. » Et elle est repartie.

« Joli chapeau », a dit Hugh avec un sourire, pendant qu'il refermait doucement le rideau. « Je gage qu'en dessous vous êtes aussi chauve qu'une boule de billard. »

J'ai essayé de sourire, mais j'en étais incapable.

« Puis-je ? » alors qu'il s'assoyait à côté de moi sur le lit. « Quel est le problème ? » Il m'a examinée comme s'il voulait acheter une voiture usagée. « Je vois beaucoup d'endroits où nous pouvons insérer une aiguille. » Il a compté les petits diachylons qui recouvraient toutes les tentatives manquées sur mon bras et sur ma main.

« Treize », s'est-il exclamé, étonné.

J'ai hoché la tête. « Vous avez oublié mes pieds. »

Il a de nouveau secoué la tête dans ma direction. « Et avant chacune des piqûres, le médecin a dit : *Cela ne fera pas du tout mal.* C'est ça ? » Il a ri. « Vous avez entendu l'histoire du gars qui voulait castrer son chat ? »

J'ai hoché la tête, plus lentement cette fois. Ce type allait-il me raconter une blague ? N'avait-il pas une vie à sauver, un appel téléphonique à passer, une sieste à faire ?

Hugh a continué. « Il n'avait pas assez d'argent pour aller chez le vétérinaire, donc son meilleur ami lui a dit : *Je le ferai pour toi. C'est simple. Tu tiens le chat. Je prends deux briques que je tiens dans chaque main. Comme ceci. Quand le chat est gentil et calme, je fais ceci.* Et le meilleur ami a cogné les deux briques ensemble. Le propriétaire du chat était horrifié. *Mais ça va faire mal...*, a-t-il murmuré. *Oh non,* a répondu le meilleur ami. *Pas si je me souviens de garder mes pouces vers le haut.* »

Hugh a affiché un sourire encore plus large. Et j'ai ri pour la première fois depuis des jours, autant à la vue de son plaisir que de la blague.

D'une voix basse et complice, il a continué. « Donc, le médecin avait raison. Ça ne lui a pas fait mal du tout. » J'ai ri encore. « Maintenant, je vais engourdir cette partie de votre main avec un peu de crème, et nous attendrons une minute pour que le produit agisse. Vous n'avez pas besoin de plus de douleur que vous en avez déjà, d'accord? » Nous avons attendu.

Hugh a penché la tête. « On m'a dit que vous passez de durs moments? » Il a fait une pause avant de continuer. « J'ai eu un accident de jeep en Afrique, il y a quelques années. Ma petite amie et mon copain ont été tués, et je suis demeuré à l'hôpital pendant six mois. C'était une période assez sombre. Vous vivez peut-être maintenant quelque chose de semblable. » Il chuchotait presque. « Vous n'en pouvez plus, n'est-ce pas? »

J'ai hoché la tête, hésitante. Dans un monde qui admirait les combattants, il était difficile d'admettre que je voulais m'en aller, abandonner, renoncer.

« Je compare toujours cette expérience au mal de mer. Vous savez ce malaise qu'on éprouve sur l'océan? Lorsque vous vous trouvez au beau milieu d'une traversée vers la France, et que le bateau se soulève, et que vous êtes malade au-dessus du bastingage, tout ce que vous voulez, c'est que cela cesse. Vous voulez seulement mourir. Mais lorsque vous arrivez de l'autre côté, vous oubliez que vous avez vécu tout cela. »

Hugh m'a regardée droit dans les yeux. « Vous finirez par traverser de l'autre côté de toute cette aventure, et vous ne croirez jamais que vous vous êtes sentie comme ce soir. »

Je pouvais sentir les larmes qui dégoulinaient le long de mes joues. « Maintenant, entrons cette aiguille. Ici. C'est fait. Parfait. » Et ce l'était.

Il s'est levé pour partir. « Si vous avez n'importe quel problème, demandez-leur de me faire appeler, et si je suis dans l'hôpital, je viendrai. » Il s'est arrêté à la hauteur du rideau et s'est retourné. « Je ne suis pas un très bon diseur de bonne aventure, mais c'est fou comme je suis un bon preneur de pari. Vous savez ce que je pense? Vous allez vous en sortir. » Sur ces mots, il est parti.

Il y a maintenant sept ans que j'ai terminé les doses élevées de chimiothérapie et de radiothérapie qui ont suivi. Ma santé demeure robuste. Même si les autres disent que je suis en rémission, je me considère moi-même guérie. Cette expérience m'a inspiré ma première pièce de théâtre, une comédie sombre sur le cancer du sein, qui sera reprise pour le cinéma plus tard cette année. Dans cette pièce, l'un de mes personnages réfère à « l'ange Hugh de l'unité des soins intensifs », le type capable d'introduire un cathéter avec tant de délicatesse.

Lors de la première représentation londonienne au Hampstead Theatre, j'étais heureuse de voir que de nombreux amis et membres de ma famille qui m'avaient aidée pendant ma maladie faisaient partie de l'auditoire. J'ai bien ri intérieurement de savoir que l'ange Hugh en faisait partie.

♥ *Lolly Susi*

PLUS SÉRIEUX QUE LE CAFARD

Après le traitement, il est possible que le soutien que vous avez reçu de votre équipe de soins de santé vous manque. Vous aurez peut-être l'impression que votre filet de sécurité vous a été brusquement retiré et que vous ne recevez plus la même attention depuis la fin de vos traitements. Il est très normal d'éprouver de tels sentiments.

Pour la majorité des femmes souffrant d'un cancer du sein, ces sentiments disparaissent ou s'amenuisent avec le temps. Mais vingt-cinq pour cent des femmes voient ces émotions s'aggraver.

Lorsque le temps ne guérit pas les sentiments douloureux, et que vos émotions envahissent votre vie quotidienne, il est possible que vous souffriez d'une condition médicale appelée *dépression clinique*. Beaucoup plus sérieuse que le cafard, cette condition peut être traitée grâce à une thérapie basée sur les échanges verbaux, une médication ou une combinaison des deux. Les résultats sont excellents. Chez certaines patientes du cancer du sein, il est possible que le traitement du cancer ait contribué à ce problème en perturbant le fonctionnement du cerveau.

Obtenez de l'aide. Vous n'avez pas à être une martyre, et il n'y a pas de honte à se sentir dans cet état. Parlez à votre médecin. Si celui-ci découvre que vous souffrez de dépression, il ou elle peut la traiter ou vous adresser à d'autres spécialistes. De nombreuses patientes du cancer du sein obtiennent l'aide de thérapeutes ayant deux domaines de spécialité : la dépression et le rétablissement d'un cancer.

Voici les signes les plus répandus de la dépression (et de l'anxiété, une maladie similaire, traitable qui constitue souvent l'autre face de la médaille) :

SIGNES ÉMOTIONNELS

- Le sentiment tenace d'être inquiète, anxieuse, déprimée, d'avoir le cafard ;
- Une torpeur émotionnelle ;
- Le sentiment d'être surchargée, hors de contrôle, déséquilibrée ;
- Un sentiment de culpabilité ou de médiocrité ;
- L'impuissance ou le désespoir ;
- L'irritabilité et l'humeur changeante ;
- La difficulté à se concentrer, ou le sentiment d'être une « hurluberlue » ;
- Des pleurs abondants ;
- La concentration sur les inquiétudes ou les problèmes ;
- L'incapacité de chasser une idée de son esprit ;
- L'incapacité de cesser de faire des choses qui semblent idiotes ;

- L'incapacité d'apprécier les choses comme avant, comme la nourriture, la sexualité ou la compagnie des autres ;
- Une tendance à éviter les situations ou les choses que l'on sait peu dommageables ;
- Des pensées suicidaires ou le sentiment d'être « perdue ».

SYMPTÔMES PHYSIQUES

- Un gain ou une perte de poids involontaire qui n'est pas dû à votre cancer ou à votre traitement ;
- De l'insomnie ou un besoin accru de dormir ;
- Le cœur qui palpite, la bouche sèche, une transpiration accrue, un estomac dérangé, de la diarrhée ;
- Une lenteur physique ;
- Une fatigue qui ne disparaît pas ; des maux de tête ou d'autres douleurs que votre traitement de cancer ne peut expliquer.

PRENEZ DEUX CANICHES ET RAPPELEZ-MOI DANS LA MATINÉE

Si vous étiez échouée sur une île déserte, préféreriez-vous la compagnie de votre animal domestique ou d'un autre être humain ? Plus de la moitié des gens interrogés par l'American Animal Hospital Association choisissent leurs animaux domestiques.

Votre animal de compagnie – que vous ayez un chien, un chat, un perroquet, un iguane, même un cheval – peut constituer la réponse à vos sentiments de frustration et d'inquiétude, particulièrement si le cancer du sein et la dépression combinés font en sorte que vous ne pouvez plus vous empêcher de ressasser vos problèmes. Les animaux domestiques vous fournissent de la compagnie, vous font bouger, détournent votre attention de votre douleur, et le fait de les caresser entraîne même la libération de substances chimiques du cerveau qui vous procurent une sensation de bien-être. Donc ne sous-estimez jamais le pouvoir de votre chiot !

Ma page

Mes pensées ________________________________

____

____

____

Mes sentiments ______________________________

____

____

____

Mes faits __________________________________

____

____

____

Mon soutien ________________________________

____

____

____

L'histoire d'une thérapeute du cancer

C'est très bien de pleurer, mais pas trop longtemps.
Je l'ai fait, et vous le pouvez aussi.

– BETTY FORD

C'était une journée pas comme les autres à la réunion du groupe de soutien. Pour la première fois depuis longtemps, aucune femme nouvellement diagnostiquée n'était là. Par une synchronie parfaite, toutes les femmes présentes ce jour-là avaient terminé leur traitement depuis un an ou plus, aucun cancer n'était réapparu, et toutes étaient heureuses et en bonne santé.

Elles étaient de vieilles amies. Des femmes qui s'étaient rencontrées au moment où elles n'avaient pas de cheveux ni de sourcils. Des femmes qui s'étaient vues l'une l'autre durant les dures journées de vomissements causés par la chimiothérapie et de brûlures de radiothérapie, des femmes qui avaient en commun la panique grandissante à chaque visite de suivi, et qui s'étaient réjouies ensemble à chaque diagnostic « tout est beau » d'un oncologue. Ces femmes assistaient aux réunions du groupe de soutien de manière intermittente, chaque fois qu'elles le pouvaient, non qu'elles avaient besoin de soutien, mais parce qu'elles voulaient être présentes pour les nouvelles femmes s'étant trouvées forcées d'entrer dans ce cercle de solidarité féminine du cancer du sein. Leurs vies ayant retrouvé leur rythme normal, nombre d'entre elles ne s'étaient pas revues depuis des mois.

Après les salutations animées et le rattrapage usuel des nouvelles sur la santé, la vie, les enfants et les emplois, une rêverie douillette et paisible s'est installée dans le groupe. Chaque femme semblait s'imprégner de l'amour, du soutien et de la sécurité que leur offraient ces amies, et il régnait un calme très réconfortant.

À l'intérieur de ces groupes, mon travail consiste à diriger les conversations et à observer. Ce jour-là, je n'ai fait qu'écouter.

Doucement, Jeanne a parlé franchement. « Je réfléchissais. Si vous étiez capables de réécrire votre vie et de revivre les dernières années qui viennent de s'écouler, recommenceriez-vous cette expérience? Auriez-vous encore une fois le cancer? »

Le groupe était incrédule. Elles ont ri.

« Pas question! »

« Je ne souhaiterais pas cela à ma pire ennemie. »

« Tu dois blaguer ! »

Mais Jeanne a continué. Je me rappelais l'époque où elle était incapable d'exprimer une opinion. J'étais frappée par sa persistance, surtout à la lumière des réactions qu'elle suscitait.

« Non, je ne veux pas dire que vous choisiriez d'avoir le cancer et d'être malades. Je veux parler de l'expérience dans son ensemble. J'ai songé à quel point elle m'avait transformée. Je suis différente. Et j'aime beaucoup plus mon nouveau moi. J'en parlais à mon mari : si je pouvais rayer le cancer, il me faudrait aussi éliminer tout ce que j'ai appris, je crois que je choisirais de tout garder. Bien sûr, je ne voudrais JAMAIS répéter tout ce que je viens de vivre. » Elle a ri.

Marge hochait la tête en signe d'approbation. « Je crois que je sais ce que tu veux dire. Ma fille est venue me rendre visite la semaine dernière et elle m'a dit : *Maman, ne prends pas ça mal, mais je t'aime mieux maintenant.* C'est une remarque dont on doit tenir compte. Elle ne m'avait jamais parlé de cette façon avant mon cancer. Même si j'ai toujours dit qu'elle pouvait me parler n'importe quand, elle devait s'exécuter au-dessus du mélangeur électrique, ou me poursuivre dans la maison pendant que je faisais la lessive ou le lit. Elle a dit : *Maintenant, maman, quand je viens te voir, tu nous verses une tasse de café et tu t'assois à la table et tu me regardes. J'ai maintenant l'impression que je t'ai réellement.* Je me suis rendu compte qu'elle avait raison. J'avais l'habitude de croire que je devais tout faire ; que tout était important. Maintenant, je crois que ce sont les personnes qui sont les plus importantes. Et je me sens maintenant plus près de mes enfants et de mes amis que jamais auparavant. »

Comme la discussion continuait autour de la table, chaque femme ajoutait ses propres expériences de ce qu'elle avait moissonné au cours de sa traversée du cancer : une relation plus intime avec un mari, le courage de quitter un travail ennuyant pour quelque chose d'amusant et d'intéressant, une amitié profonde qui s'était développée durant le traitement. Alors que de nombreuses personnes n'oseraient jamais dire qu'elles choisiraient d'être de nouveau atteintes du cancer, toutes semblaient s'entendre sur le fait qu'elles s'étaient transformées et qu'elles avaient grandi et qu'elles en aimaient le résultat. Elles acceptaient l'idée qu'il était possible d'aller plus loin que de simplement endurer l'expérience de cancer ; il est possible de transcender le traumatisme et de tisser l'expérience dans le canevas de votre vie de telle façon que la tapisserie de votre âme acquiert encore plus de profondeur, de caractère et de beauté.

Ce jour-là, après le départ de ces femmes, j'ai encore une fois remercié Dieu de me permettre de faire ce travail. Chaque jour, je peux voir le plus beau de l'esprit humain s'élever dans les pires moments. Je pensais à ma propre mère qui a eu le cancer du sein avant Betty Ford, avant les groupes de soutien, avant que l'on ne soit capable de prononcer le mot *cancer* à voix haute. Je me demandais à quel point son expérience du cancer aurait été différente si elle avait eu la chance de la partager avec des femmes comme celles-ci.

J'étais si reconnaissante à toutes les femmes qui avaient eu le courage de déraciner le stigmate de la honte et du secret du cancer du sein ; aux femmes qui veulent raconter leurs histoires, afin que d'autres femmes n'aient pas à souffrir seules ; et aux merveilleuses femmes qui sont capables de créer de la beauté et de la force à partir des tessons d'une vie brisée.

♥ *Stephanie Koraleski, Ph.D.*

PENSEZ-Y...

EXISTE-T-IL UN GROUPE DE SOUTIEN QUI ME CONVIENT ?

- Aimez-vous faire partie d'un groupe ?
- Aimez-vous parler de vos sentiments avec les autres ?
- Aimez-vous entendre les histoires des autres personnes et de leur expérience du cancer ?
- Cherchez-vous des trucs utiles, ou voulez-vous partager vos conseils ?
- Un tel groupe vous apporterait-il un sentiment de bien-être ?

Si les gens se joignent à un groupe de soutien, c'est principalement qu'ils veulent côtoyer des personnes « qui ont vécu la chose » – et non parce qu'ils ne reçoivent pas de soutien de leurs amis et de leur famille.

COMMENT TROUVER UN GROUPE DE SOUTIEN

Les groupes de soutien sont de toutes natures et de toutes tailles : ceux qui s'adressent aux personnes atteintes du cancer du sein uniquement, à celles atteintes de tous les types de cancer, aux femmes seulement, aux familles, à certains groupes raciaux et ethniques, ceux qui sont dirigés par des patientes qui ont le cancer du sein ou menés par des professionnels de la médecine.

D'autres groupes se concentrent sur les questions d'ordre familial qui entourent le cancer, les relations, les soucis financiers, et le soutien à un membre de la famille atteint du cancer du sein.

Commencez par vous informer auprès de votre médecin et des infirmières spécialisées en oncologie. Votre centre de traitement du cancer disposera d'une liste de groupes dans la communauté. Les coordonnateurs des relations avec le public de l'hôpital en sont souvent les dirigeants ou organisent des réunions. Il est aussi possible de trouver des groupes dans votre journal local.

Vérifiez auprès de votre section locale de la Société canadienne du cancer ou d'autres organismes associés à la cause du cancer. Et si vous visitez une boutique de soins de santé pour femmes, on disposera sans doute d'une liste de groupes, d'événements et de toutes sortes d'activités de collecte de fonds.

Rencontrez-vous dans le cyberespace. Non seulement est-il possible de se rencontrer en personne, mais on peut aussi le faire dans les salons de clavardage. Ces groupes de soutien sur Internet pourront vous être d'une grande aide si vous vivez en région ou dans un endroit éloigné, ou si vous préférez préserver votre vie privée au moyen d'une identité électronique. Avec les groupes Internet, vous pouvez obtenir du soutien à n'importe quel moment du jour ou de la nuit.

Alors que ces groupes sont susceptibles de fournir un précieux soutien émotionnel, il est possible que l'information médicale qu'ils offrent ne soit pas toujours exacte. Usez de prudence avec toute information médicale obtenue sur Internet.

Soyez prudente lorsque vous comparez les histoires et les traitements de cancer. Ce qui est bon pour une personne peut ne pas vous convenir. Vérifiez auprès de votre médecin avant de commencer tout traitement, régime alimentaire ou changement d'activités à partir de ce que vous lisez ou entendez dans n'importe quel groupe.

Ma page

Mes pensées ________________________________

____

____

____

Mes sentiments ______________________________

____

____

____

Mes faits __________________________________

____

____

____

Mon soutien ________________________________

____

____

____

Vous allez manger ça?

Être fort, c'est être capable de briser une tablette de chocolat en quatre morceaux avec vos mains nues – et n'en manger ensuite qu'un morceau.

– JUDITH VIORST, AUTEURE

Si vous vous demandez de quelle manière établir des contacts avec un groupe de survivantes du cancer du sein, vous pouvez les trouver dans la section des aliments naturels du supermarché, épluchant les étiquettes pour trouver des traces de soya.

Comme on s'attend des reines de beauté qu'elles respectent les règles du concours quand elles voyagent à travers le monde lors de leur tournée d'amitié, on s'attend aussi des survivantes du cancer du sein qu'elles soient des modèles de saine alimentation. Longtemps après mon diagnostic, je levais le nez sur le bacon et les viandes fumées, marmonnant quelque chose comme « insalubre ! » et resserrant mon châle autour de mon visage comme un vampire devant les premières lueurs de l'aurore.

De fait, pendant la période où j'étais sous l'effet des stéroïdes en plus de la chimiothérapie, l'un de mes premiers gestes a consisté à jeter tout le contenu de ma cuisine.

« J'ignore ce qui m'a empoisonnée, mais je me débarrasse de tout cela ! », ai-je dit à 3 h du matin dans mon délire causé par les stéroïdes. Peu importe si le cancer du sein est susceptible de frapper même si vous vous piquez aux phytoestrogènes, il me fallait blâmer *quelque chose*, et le plus facile d'accès, c'étaient les poêles à frire incrustées de ce que je croyais être un indice de substance cancérogène. J'admets maintenant que, dans mon cas, il s'agissait beaucoup plus de justifier une folle dépense en ustensiles de cuisine.

Si les survivantes du cancer du sein éprouvent une attirance pour les habitudes alimentaires impeccables, c'est principalement parce qu'elles se sentent trahies par leur corps. Mais nous subissons aussi la pression provenant d'autres sources, comme cette fameuse étude qui a démontré que le nombre de cas de cancer du sein était supérieur chez les femmes japonaises après leur déménagement à Hawaï et le remplacement de leur régime habituel par le prêt-à-manger à l'américaine. Nous ignorons toujours quels éléments précis du régime américain sont à l'origine de cet effet (même si je miserais sur « l'ampleur des portions »), et nous ne savons pas plus ce qui les avait protégées dans leur ancien régime. Même si tout le monde suppose que c'est le soya, j'ai bon espoir qu'il s'agit du tempura.

Cette ruée initiale vers la perfection culinaire peut s'avérer très grisante. Pendant six mois, j'étais une végétalienne, soit une végétarienne qui ne mange pas de… je veux dire, qui ne mange rien : pas de viande, de poisson, d'œufs, de produits laitiers, juste quelques tartes au tofu déguisé en poulet, et des visites au restaurant où tout sur le menu se retrouve entre guillemets, comme « hambourgeois au fromage » ou « sandwich bacon, laitue et tomates ».

Pendant la période où j'ai adopté ce mode d'alimentation, il ne m'a pas semblé difficile d'être une végétalienne. Encore plus ennuyeux qu'une vie sans fromage a été le moment où je suis revenue à une alimentation normale, et où les autres personnes me lançaient des regards marqués du sous-entendu : « Tu as eu un cancer du sein et tu vas manger *ça* ? » Tout comme on s'attend des politiciens qu'ils soient monogames, et des stars de cinéma qu'elles sortent du lit toutes en beauté, on s'attend à ce que les survivantes du cancer du sein deviennent des exemples sur le plan culinaire. Et les gens qui nous critiquent sont souvent ceux qui ont du jus de steak qui coule sur leur menton.

Je crois qu'ils agissent ainsi parce qu'ils ont transféré leurs propres peurs sur nous par rapport au cancer. Tout le monde veut posséder un talisman pour chasser la maladie, et tout comme il était plus facile de blâmer mes ustensiles de cuisine ou mes habitudes alimentaires pour ce cancer, les gens sont réconfortés de penser qu'il nous est possible de contrôler notre destin par le biais d'une alimentation saine.

Malheureusement, le cancer du sein frappe aussi les végétariennes; cette théorie n'est donc pas sans failles. Mais la nature humaine s'obstine. La prochaine fois que vous commanderez une chose noyée dans le beurre et que quelqu'un vous jettera le mauvais œil, dites-lui d'aller s'asseoir sur une galette de riz et de se mêler de ses propres affaires. Même le mandat des reines de beauté ne dure qu'une année. Ensuite, elles finissent par vivre la vie qui leur plaît, avec ou sans tiare sur leur tête en guise de halo.

♥ *Jami Bernard*

LES VÉRITÉS ESSENTIELLES À PROPOS D'UNE SAINE ALIMENTATION

En même temps que les cellules cancéreuses sont tuées par la chimiothérapie et la radiothérapie, les cellules saines qui se divisent rapidement sont aussi endommagées, particulièrement celles qui sont situées dans la bouche (ainsi que celles des cheveux, mais il s'agit d'une autre histoire). Ce processus entraîne des effets secondaires qui peuvent affecter votre habileté à manger.

Pour cette raison, oubliez les régimes à la mode, ceux réduits en calories, ou en fait tous les régimes. Il est essentiel de bien manger et de la façon la plus nutritive possible. C'est maintenant le moment de vous ruer avec plaisir sur des aliments plus caloriques et plus protéinés. Même si votre taux de cholestérol vous inquiète, une coupe glacée au caramel chaud ne sabotera pas vos habitudes alimentaires. En d'autres mots, si cela semble savoureux, allez-y. L'idée est d'augmenter vos forces pour vous aider à résister aux rigueurs du traitement.

- Buvez ou mangez plus de lait, de crème, de fromage, et d'œufs cuits.
- Utilisez des sauces et incluez plus de beurre, de margarine ou d'huile.
- Essayez de nouveaux aliments. Durant votre traitement, certains aliments qui ne vous plaisaient pas auparavant peuvent vous sembler maintenant savoureux.
- Remplissez le garde-manger et le congélateur de vos aliments préférés, pour qu'il ne vous soit pas nécessaire de magasiner aussi souvent. Incluez des aliments que vous savez pouvoir manger même quand vous êtes malade.
- Gardez à votre portée des aliments qui ne nécessitent que peu ou pas de préparation, par

exemple du pudding, du beurre d'arachide, du thon, du fromage et des œufs.

- Cuisinez un peu à l'avance et congelez des portions de la grosseur d'un repas.
- Vous aurez peut-être un meilleur appétit le matin. Mangez votre principal repas à ce moment-là, et essayez plus tard des repas de remplacement sous forme liquide (comme Ensure ou Boost) si vous n'avez pas envie de manger.
- Mangez ce qui vous tente, sans penser à tout bien équilibrer. Essayez d'inclure beaucoup de protéines.
- Buvez des liquides (boissons aux fruits, boissons énergétiques, boissons non alcoolisées et bouillons de légumes sont quelques nouveaux choix), spécialement si vous n'avez pas envie de manger.

PENSEZ-Y...

LES EFFETS SECONDAIRES

Souffrez-vous :

- **De perte d'appétit?**

  Essayez de prendre des repas fréquents et plus légers, des collations et des yogourts fouettés, et mangez simplement quand vous avez faim. Un petit verre de vin ou de bière stimulera peut-être votre appétit. Apportez un repas de remplacement en conserve au cas où vous auriez soudainement faim.

- **De perte de poids?**

  Quand vous mangez, prenez autant de calories que vous le pouvez (utilisez du lait entier, de la crème glacée riche en matières grasses, et ajoutez du lait en poudre comme poudre protéinée à tout ce que vous mangez, comme les œufs, les soupes et les sauces). Pensez au beurre d'arachide.

De gain de poids?

Certains médicaments contre le cancer du sein et certaines thérapies hormonales peuvent entraîner un gain de poids. Si le gain est causé par la rétention d'eau, votre médecin peut vous prescrire un diurétique. Si le gain dépend de votre alimentation, revenez à des aliments nutritifs faibles en calories. Et faites de l'exercice.

D'ulcères à la bouche ou à la gorge, de gencives sensibles?

Il peut être difficile pour vous de mâcher et d'avaler, donc remplacez vos aliments habituels par des aliments plus mous comme des purées de pommes de terre, des laits fouettés, des laits maltés, du yogourt, de la crème anglaise, du pudding, des œufs brouillés, du gruau, et tout ce que vous pouvez mettre en purée dans votre robot culinaire. Évitez les aliments épicés. Sucez des morceaux de glace et informez-vous auprès de votre médecin et de votre dentiste au sujet d'une pâte dentifrice spéciale et des rince-bouche apaisants.

De bouche sèche?

La chimiothérapie et la radiothérapie ont tendance à réduire la production de salive. Apportez une bouteille d'eau et sirotez-la toute la journée. Des aliments et des boissons acides comme une limonade sont susceptibles de stimuler les sécrétions salivaires. Les sucettes glacées sont apaisantes. Humidifiez les aliments secs avant de les mastiquer. Servez-vous d'une brosse à dents souple, et rincez-vous la bouche à l'eau tiède.

D'un sens du goût ou de l'odorat altéré?

Les aliments, particulièrement la viande ou autres aliments riches en protéines, peuvent prendre un goût aigre ou métallique. Il est possible que d'autres aliments aient moins de goût. Renforcez-en la saveur avec des marinades sucrées ou des assaisonnements comme du basilic, de l'origan, du romarin, de l'orange ou du citron. Essayez d'utiliser du bacon, du jambon ou de l'oignon pour ajouter du goût aux légumes.

De nausées?

Les nausées frappent souvent quelques jours après la chimiothérapie. Votre médecin peut prescrire d'excellents médicaments pour combattre la nausée; on les prend au début d'une séance de chimiothérapie, puis au besoin. Choisissez des aliments faciles à digérer, comme du gruau, du gâteau des anges, du poulet sans peau, des pêches en conserve, des boissons non alcoolisées et des morceaux de glace.

De diarrhée ?

Consommez beaucoup d'aliments et de liquides qui contiennent du sodium (bouillon de poulet) et du potassium (bananes, purée de pommes de terre), deux minéraux importants qui maintiennent le bon fonctionnement de votre corps. Ces minéraux sont souvent perdus lors d'une diarrhée. Des boissons énergétiques comme le Gatorade contiennent du sodium et du potassium, ainsi que des formes de glucides facilement assimilables.

De fatigue vous empêchant de manger ?

Plusieurs causes peuvent expliquer la fatigue pendant le traitement contre le cancer : l'inappétence, l'inactivité, une faible numérotation globulaire, la dépression, le manque de sommeil, et les effets secondaires des médicaments. Rappelez-vous que votre niveau d'énergie est réduit de moitié et planifiez en conséquence. Faites des siestes pendant la journée, et ayez une bonne nuit de sommeil. Mangez quand vous avez faim.

QUELLES SONT VOS OPTIONS ?

Avez-vous pensé à prendre des vitamines, des minéraux ou d'autres suppléments diététiques, comme des herbes, non prescrits par votre médecin ?

L'Institut national du cancer recommande fortement que le régime des patientes atteintes du cancer du sein repose sur des aliments traditionnels sains. Il peut être aussi dangereux d'absorber de trop grandes quantités de certaines vitamines et de certains minéraux que d'en consommer trop peu. De larges doses de certaines vitamines peuvent même nuire au bon fonctionnement de votre traitement contre le cancer. Pour éviter des problèmes, ne prenez pas ces produits de votre propre chef. Suivez les conseils de votre médecin.

Ma page

Mes pensées ______________________________

____

____

____

Mes sentiments ______________________________

____

____

____

Mes faits ______________________________

____

____

____

Mon soutien ______________________________

____

____

____

Diagnostic: cancérophobie

Lorsque vous y pensez,
quel autre choix avez-vous sinon l'espoir?
Nous avons deux options, l'une médicale,
l'autre émotionnelle: abandonner
ou nous battre de toutes nos forces.

– LANCE ARMSTRONG,
ATHLÈTE, SURVIVANT DU CANCER

Ce n'était qu'une petite bosse. Une petite bosse rouge de la grosseur d'une piqûre de moustique sur mon ventre, et je l'ai découverte pendant que je prenais ma douche.

J'ai des acrochordons (ou fibromes mous), des grains de beauté, des taches de vieillesse et autres « décorations épidermiques » trop insignifiantes pour porter des noms, mais je n'en ai jamais eu sur le ventre. Je n'y ai plus repensé.

Jusqu'au jour suivant. Encore une fois dans la douche, j'ai remarqué la petite bosse rouge, mais je l'ai encore oubliée après avoir refermé l'eau.

Le troisième jour, comme la bosse était toujours là, la nervosité s'est infiltrée en moi. Durant les deux jours suivants, je me suis retrouvée à relever subrepticement ma blouse pour vérifier la protubérance, et chaque fois elle était toujours là, intensifiant mon inquiétude.

J'ai essayé de me convaincre que je m'inquiétais pour rien et qu'il me fallait demeurer calme. Mais chaque fois que mes doigts effleuraient cet endroit légèrement surélevé, mon cœur faisait un bond.

Pendant sept longues journées, j'ai vécu dans un état grandissant de panique, puis j'ai fait ce que ferait toute femme qui vient tout juste de terminer un traitement contre le cancer: je me suis rendue aussi vite que j'ai pu au bureau du médecin!

Quand on m'avait annoncé que j'avais le cancer du sein, j'ai immédiatement cru que je mourrais. Et rapidement. Mais à mesure que les jours et les semaines passaient, je me suis rendu compte que je ferais peut-être partie des chanceuses qui s'en sortent et j'ai commencé à me détendre un peu.

À cette époque, j'étais entièrement engagée dans mon plan de traitement et je faisais tout ce qu'il m'était possible pour recouvrer la santé. J'ai essayé de couvrir tous les angles: j'ai combiné la chimiothérapie, la chirurgie et la radiothérapie de la médecine conventionnelle à des traitements parallèles comme la méditation, la visualisation, et la thérapie par la danse et le mouvement. Je suis devenue une experte dans mon type de cancer du sein et j'ai mis mon oncologue hors de lui avec mes questions sur les thérapies bizarres que j'avais trouvées sur des sites Web douteux.

J'avais l'impression de maîtriser cette chose qui s'appelait *cancer*, comme si c'était moi qui tenais les rênes.

Puis, après neuf mois d'immersion totale dans des rendez-vous médicaux, des procédures et des théories, avec toute mon attention concentrée sur ma guérison, j'ai terminé le traitement.

Ouah! J'étais follement heureuse et soulagée d'avoir survécu à tous ces tripotages et toutes ces manipulations et toutes ces palpations. Maintenant, ai-je pensé, ma vie pouvait redevenir normale : plus de traitements ni rendez-vous médicaux ni tests.

L'euphorie de la fin du traitement a duré une semaine. Ensuite, il m'est venu à l'esprit que je ne faisais plus rien pour garder le cancer à distance. J'avais l'impression de marcher sur une corde raide et de m'exécuter sans filet.

J'ai fini par développer une obsession à surveiller les moindres signes de réapparition du cancer. Les autoexamens des seins ne me suffisaient pas : j'examinais tout mon corps. Des kystes présents depuis des décennies me devenaient suspects. J'examinais quotidiennement les grains de beauté qui avaient fait partie de mon paysage physique depuis ma naissance pour vérifier s'ils s'étaient altérés. Les douches devenaient des événements déchirants alors que je scrutais chaque centimètre de mon corps pour trouver des *signes* de retour du cancer. J'étais un cas déclaré, irréductible de « cancérophobie ».

Oui, la cancérophobie – l'effet secondaire à long terme le plus commun et le moins traitable du cancer du sein.

J'ai d'abord fait connaissance avec la cancérophobie peu de temps après mon diagnostic. Je bavardais au téléphone avec ma mère, une survivante depuis quarante-cinq ans, et elle me parlait du côté comique de son chirurgien quand elle traversait cette épreuve du cancer du sein il y a des années de cela. Elle riait au souvenir d'une visite où, après qu'elle lui eut fait la liste de tous ses petits problèmes de santé et douleurs illustrant le retour du cancer, il lui a demandé où elle avait obtenu son diplôme en médecine. Je me souviens d'avoir roulé des yeux et m'être demandé comment ma mère pouvait être si incroyablement paranoïde.

Or, quelques mois plus tard, je faisais exactement la même chose à propos d'une petite bosse rouge! Et je n'étais pas la seule. J'ai rencontré de nombreuses femmes qui ont survécu au cancer du sein, et toutes souffraient de cancérophobie. Certaines téléphonaient quotidiennement à leur médecin pour lui parler de « symptômes », d'autres se contentaient de penser à téléphoner, mais toutes étaient surnaturellement conscientes de chaque nuance de changement dans leur corps. Et leurs « symptômes » étaient apparus tôt après la fin de leur traitement.

Les cheveux repoussent, les nausées disparaissent – le corps guérit. Mais l'esprit est tenaillé par cette chose qu'on appelle *le cancer,* comme un chien ronge un os : de manière compulsive pendant un moment, puis l'enterrant, creusant pour le déterrer, l'enterrant, creusant – et encore et encore. Il existe de nombreux médicaments et de nombreuses thérapies pour soigner le corps, mais un seul traitement pour l'esprit. Le seul médicament miracle permettant aux symptômes de la cancérophobie de se résorber, c'est le temps. Et plus le temps passe, moins elle est présente.

Quarante-cinq ans plus tard, quand ma mère attrape un rhume, sa première pensée n'est plus : « Oh, mon Dieu, j'ai un cancer du poumon. » Après toutes ces années, et tous ces rhumes, et toutes ces toux, et toutes ces diverses affections, la possibilité de retour du cancer se retrouve beaucoup plus bas dans la liste de « ce que ça pourrait être ». Ces quarante-cinq années écoulées ont guéri ma mère de la cancérophobie.

Mais pour ma part, cela fait seulement quarante-cinq jours que j'ai trouvé cette petite bosse rouge sur mon ventre. Le médecin m'a dit que ce n'était rien. Je lui ai demandé comment elle savait que ce n'était rien. Elle a expliqué que, au toucher, cela ne ressemblait pas au cancer, et que ce n'était pas un endroit logique où le cancer pourrait se loger. J'ai répété ma question. Elle m'a expliqué que le fait que j'aie eu le cancer ne voulait pas dire que je n'étais pas une candidate pour d'autres maladies ou d'autres affections (pas vraiment juste, si vous me le demandez). Et j'ai répliqué que ça me semblait raisonnable, mais comment savait-elle que ce n'était rien ?

Simplement pour se débarrasser de moi, elle m'a envoyée chez la dermatologue – qui m'a dit, elle aussi, que ce n'était rien. Je lui ai demandé comment elle savait que ce n'était rien. Elle a expliqué que, au toucher, cela ne ressemblait pas au cancer, et que ce n'était pas un endroit logique où le cancer pourrait se loger. J'ai répété ma question. Juste pour se débarrasser de moi, je crois, elle a enlevé cette petite bosse rouge, a fait faire une biopsie et m'a prouvé que ce n'était effectivement rien.

Je me suis sentie beaucoup mieux sans cette petite bosse rouge sur mon ventre (bien sûr, une petite cicatrice rouge l'a remplacée), mais je me suis rendu compte à quel point j'avais été ridicule. Il est compréhensible que je soupçonne immédiatement le cancer, et j'avais agi de manière responsable en consultant un médecin, mais je me suis un peu trop emballée en insistant pour obtenir un second avis et subir une biopsie. À coup sûr, l'emprise de cette cancérophobie était entière.

J'ai donc décidé de tirer une leçon de l'expérience de ma mère et d'y réfléchir à deux fois avant de poser un diagnostic de cancer lorsque j'éprouve une petite douleur – ou que j'ai une petite bosse rouge. Et j'ai décidé de cesser les examens anatomiques quotidiens dans la douche. Pourquoi chercher des problèmes? Pourquoi passer le reste de ma vie à m'inquiéter pour chaque petite chose qui surgit?

Et je projette d'effectuer ces changements aussitôt que je reviendrai de chez le médecin. Vous savez, j'ai cette douleur au doigt et...

♥ *Lori Misicka*

LE DÉFI CONSTANT : LA CRAINTE DU RETOUR DU CANCER

Comment vivez-vous cette peur du retour du cancer? Voici quelques idées qui ont aidé d'autres personnes à faire face à leur peur et à se sentir plus optimistes.

EST-CE QUE JE SAIS QUOI CHERCHER?

Connaître le type de votre cancer, comprendre ce qu'il vous est possible de faire pour votre santé, et découvrir quels sont les services accessibles, tout cela peut vous aider à avoir un meilleur sentiment de maîtrise. Certaines études ont même suggéré que les gens bien informés sur leur maladie et sur leur traitement suivront mieux leur plan de traitement et se rétabliront du cancer plus rapidement que les autres.

OÙ PUIS-JE EXPRIMER MA CRAINTE, MA COLÈRE OU MA TRISTESSE ?

Beaucoup de gens se sentent moins inquiets lorsqu'ils sont ouverts et qu'ils affrontent leurs émotions. Les femmes ont découvert que, lorsqu'elles expriment de fortes émotions comme la colère ou la tristesse, elles sont plus en mesure de s'en détacher.

Certaines viennent à bout de leurs sentiments en parlant à des amis ou à la famille, à d'autres patientes atteintes du cancer, ou à un psychothérapeute. Bien sûr, si vous préférez ne pas discuter de votre cancer avec d'autres, libre à vous. Il vous est toujours possible de clarifier vos sentiments par la réflexion et l'écriture (comme la tenue d'un journal).

Il peut être difficile de penser à vos sentiments et d'en parler. Certaines personnes veulent simplement passer à autre chose. Alors qu'il est important de ne pas laisser le cancer « diriger votre vie », il peut être difficile d'éviter que cela se produise. Si vous découvrez que le cancer contrôle votre vie, il sera peut-être utile de trouver une façon d'exprimer vos sentiments. L'art et la musique sont d'excellents moyens pour ce faire.

COMMENT PUIS-JE FAIRE EN SORTE D'AVOIR UNE ATTITUDE POSITIVE ?

Parfois, il s'agit de regarder le positif même dans un mauvais moment ou d'essayer d'être optimiste au lieu de penser au pire. Utilisez votre énergie pour vous concentrer sur votre mieux-être et sur ce qu'il vous est possible de faire maintenant pour conserver le plus possible votre santé.

Ne vous blâmez pas pour votre cancer. Certaines personnes croient qu'elles ont le cancer parce qu'elles ont fait ou n'ont pas fait quelque chose. C'est faux. N'importe qui peut avoir le cancer.

Il n'est pas nécessaire que vous soyez toujours optimiste. Nombre de femmes disent qu'elles aimeraient parfois être libres de se laisser aller à leurs sentiments. Comme l'a dit une femme : « Quand ça va vraiment mal, je dis tout simplement à ma famille que j'ai un mauvais jour de cancer. J'annule tous mes rendez-vous. Je monte dans ma chambre et me glisse dans mon lit. »

- **Trouvez des moyens pour vous détendre.** Les exercices de ce livre, y compris l'incantation et la visualisation, en plus de l'écoute de CD apaisants, ont prouvé qu'ils ont été utiles à d'autres personnes et qu'ils peuvent vous aider à vous détendre lorsque vous êtes en proie à l'inquiétude.

- **Soyez aussi active que vous le pouvez.** Sortir de la maison et faire une activité qui a un sens pour vous peut vous aider à vous concentrer sur autre chose que le cancer et les inquiétudes qu'il apporte.

QUE DEVRAIS-JE FAIRE QUAND JE ME SENS HORS DE CONTRÔLE ?

Contrôlez ce qu'il vous est possible de contrôler. Certaines femmes disent qu'elles sont moins envahies par la peur après avoir mis de l'ordre dans leur vie. Il vous est possible de contrôler certaines choses comme participer activement à vos soins de santé et transformer votre mode de vie. Même l'organisation d'un programme quotidien peut vous donner plus de pouvoir. Alors que personne ne peut contrôler toutes ses pensées, certaines disent qu'elles ont résolu de ne pas s'attarder sur celles qui les effraient.

QUE PUIS-JE FAIRE DE MIEUX EN CE MOMENT ?

La détection précoce est votre meilleure défense : le cancer du sein peut réapparaître dans le même sein, dans l'autre sein, ou se répandre dans une autre partie de votre corps, comme vos poumons, votre foie ou votre cerveau. Une réapparition n'est pas un nouveau cancer. On considère qu'il s'agit du même cancer que le premier, même s'il est apparu dans une autre partie de votre corps. Pour une raison ou une autre, il est possible qu'un petit nombre de cellules cancéreuses aient survécu au traitement initial (chirurgie ou chimiothérapie ou radiothérapie, ou une combinaison de ces techniques) et qu'elles aient mis du temps à se développer pour devenir des tumeurs assez grosses pour qu'on les détecte.

Il est possible que vous en perceviez les signes après des semaines, des mois, voire des années. C'est pourquoi il est important de passer des bilans de détection du cancer selon une fréquence établie avec votre médecin.

Ma page

Mes pensées ________________________________

____

____

____

Mes sentiments ______________________________

____

____

____

Mes faits __________________________________

____

____

____

Mon soutien ________________________________

____

____

____

L'alchimiste

Je suis seule, enfermée dans une cabine de la grande roue, à me laisser conduire, sans autre choix que de suivre le courant. Entraînée vers le haut, redescendant vers l'arrière, ignorant où je me dirige, mais confiante que quelqu'un, quelque part, guide mon voyage.

Lorsque je suis allée en consultation, la réponse était là. J'ai vu le regard sur leur visage. J'ai entendu leurs paroles, mais je ne les ai pas crues. En souriant, je leur ai dit : « Attendez que je me rende en haut de la grande roue… »

Pour moi, cela n'avait aucun sens. J'avais vingt-sept ans, j'étais mariée depuis un an et demi, et il n'y avait aucun antécédent de cancer du sein dans ma famille. La grande question dansait dans ma tête : Pourquoi ?

J'avais peur de bouger, peur de respirer, peur de toucher le magnifique endroit sur mon corps comportant maintenant une blessure. Je connaissais la réalité de la situation, mais je refusais tout simplement qu'elle prenne vie. Est-ce que quelqu'un sait qui je suis et comment je me sens ? Je viens de perdre une partie de mon corps. Qui m'aimera maintenant ? Est-ce que je mourrai ?

De ma fenêtre d'hôpital, je ne pouvais apercevoir qu'un petit morceau de ciel nuageux, un reflet de lumière éblouissante et des immeubles de briques rouges. Je suis encore vivante même si je suis enserrée dans des couches de gaze et de ruban chirurgical épais, comme une momie qui a perdu sa féminité. J'ai fermé les yeux pour plonger dans le délicieux confort du nuage anesthésique qui me tenait dans ses bras. Je serai bien ! C'était en février 1973.

***

« Oui, j'ai très faim aujourd'hui. Pas toi ? » J'ai souri à mon amie alors que nous revenions de la cafétéria de l'hôpital et traversions le hall vers nos bureaux avec de gros contenants remplis de salades. Je me sentais très bien ce jour de mai 1982, venant juste de passer mes examens médicaux annuels avec facilité. Fière, j'avais dépassé la marque de cinq ans pour vaincre les statistiques, puis la marque de sept ans où je pouvais finalement dire dans un murmure : « J'ai eu un cancer du sein. »

Maintenant, j'avais comme objectif de prolonger cette période à dix ans et même davantage. Je serais le meilleur des modèles d'identification, montrant à chaque femme qu'elle peut survivre à un cancer du sein. « Monica », a dit le chef de la chirurgie au Johns Hopkins, où je travaillais en cytopathologie. « Je souhaiterais vous voir, vous et votre mari, dans mon bureau. Quel serait le meilleur moment pour un rendez-vous? »

À l'intérieur de moi, quelque chose me disait: « Oh, oh, ça ne sent pas bon. Je n'aime pas ça. »

Mon esprit, mon corps, mon cerveau et ma bouche n'étaient plus reliés. Je sentais que je parlais, mais je ne pouvais me rappeler ce que je disais. Je me sentais ébaucher un sourire par simple politesse, puis j'ai senti une onde chaude de courage – celui de mes ancêtres britanno-écossais-irlandais-allemands – me durcir à l'intérieur, me préparant à une mystérieuse bataille. Oui, bien sûr, un moment et une date. J'appellerais à son bureau immédiatement.

Mon Dieu, que va-t-il maintenant m'arriver? J'ai une vie à vivre, des enfants à mettre au monde, un mari à aimer, des rêves à réaliser. Non, non, pas encore. J'ai acheté un autre billet pour la grande roue.

Mon réveil de cette opération s'est très bien déroulé. J'ai réussi haut la main à me faire enlever artistiquement une autre partie de mon corps, mais le pronostic était même meilleur. Sûrement cette fois-ci j'étais hors de danger.

À l'intérieur de moi, je savais que ce serait la fin de ce chapitre de ma vie. Je m'en sortirais. Je n'en doutais aucunement. Maintenant, j'avais l'impression que mon corps était en équilibre. J'avais l'impression d'être en santé; maintenant, j'étais libérée des griffes de la défaite; maintenant, je pouvais commencer ma deuxième nouvelle vie.

À maints égards, ces deux événements de cancer du sein ont transformé ma vision de la vie. Ma perception de ces expériences s'est modifiée, d'abord considérées comme une histoire d'horreur, puis un cadeau. Tout cela ne s'est pas accompli du jour au lendemain, mais a exigé un processus d'engagement, de persévérance, de confiance et d'amour. Maintes facettes de ces événements m'ont rapprochée de ma mission dans la vie et par le fait même de l'évolution de mon âme.

Ces expériences m'ont appris qu'il était aussi important de recevoir avec grâce que de donner aux autres. Lorsque vous recevez, vous permettez que les autres aient le privilège de donner une part d'eux-mêmes. À un niveau supérieur, j'ai appris à être plus compatissante à mon endroit, par exemple en vivant et en profitant entièrement de tous mes sens à chaque instant, et en me sentant fière et comblée pour chacun de mes efforts à prendre soin de moi dans les plus sombres moments.

Comment mon Dieu aimant avait-il pu me faire ces horribles choses? J'ai gémi, j'ai crié, j'ai sangloté et j'ai suffoqué, incapable de trouver une réponse logique satisfaisante. Épuisée et terrorisée, j'ai presque abandonné.

Mais Dieu voulait que j'élargisse mes choix et mes horizons au-delà de ce que mon esprit humain avait planifié. Il voulait que je collabore de manière plus ferme et plus limpide afin que je puisse recevoir le plan maître pour grandir dans la plénitude et la liberté.

Je ne suis plus une victime. J'ai remporté la victoire sur ma vie.

♥ *Monica D. Traystman, Ph.D.*

IL EST DE RETOUR, ALORS QUE FAIRE ?

Rien n'est plus dévastateur – même pas la première fois que vous avez entendu les mots : « Vous avez le cancer. »

Votre cancer est de retour. Le choc est revenu. Les peurs ont ressurgi – la peur d'en parler avec votre famille et vos amis, la peur des traitements supplémentaires, et possiblement de la mort. La colère est aussi présente. Vous avez peut-être l'impression que, après tout ce que vous avez traversé, c'est amplement suffisant. Et la question sans réponse est : « Le traitement fonctionnera-t-il cette fois-ci ? »

Bien qu'il soit possible que les mêmes sentiments vous habitent que lors de votre premier diagnostic, il y a maintenant une différence. Vous avez déjà passé à travers la même épreuve. Vous avez affronté le cancer et son traitement et les transformations survenues dans votre vie. Vous savez que les soins médicaux et le soutien émotionnel sont disponibles pour vous. Faire face au cancer est difficile, mais c'est un défi que vous pouvez relever.

Comme nous l'avons mentionné précédemment, le cancer du sein peut réapparaître dans le même sein, dans l'autre sein, ou se répandre dans une autre partie de votre corps, comme vos poumons, votre foie ou votre cerveau. Une réapparition n'est pas un nouveau cancer. On considère qu'il s'agit du même cancer que le premier, même s'il est apparu dans une autre partie de votre corps. Pour une raison ou une autre, il est possible qu'un petit nombre de cellules cancéreuses aient survécu au traitement initial (chirurgie ou chimiothérapie ou radiothérapie, ou une combinaison de ces techniques) et qu'elles aient mis du temps à se développer pour devenir des tumeurs assez grosses pour qu'on les détecte.

Il est possible que vous en perceviez les signes après des semaines, des mois, voire des années. C'est pourquoi il est important de passer des bilans de détection du cancer selon une fréquence établie avec votre médecin.

Autant pour votre corps que pour votre esprit, il peut être exigeant de recommencer un traitement de cancer. Votre attitude et vos gestes peuvent vraiment faire la différence. Rappelez-vous que vous avez déjà vécu cette situation. Pour vous aider à conserver votre optimisme durant la thérapie, gardez à l'esprit vos objectifs de traitement.

Pendant la période des traitements, vous aurez certainement de bons et de mauvais jours. Lorsque survient une mauvaise journée, essayez de vous rappeler qu'il y en a eu de bonnes et qu'il y en aura d'autres. Vous pouvez peut-être vous sentir plus déprimée aujourd'hui, mais cela ne signifie pas que ce sera la même chose demain ou que vous abandonnez la partie. Pendant ces moments, essayez de vous distraire avec un livre, un passe-temps ou des plans pour un nouveau jardin. Nombre de personnes mentionnent l'action bienfaisante de l'anticipation d'un événement – même de simples choses comme une balade, la visite d'un ami ou un appel téléphonique.

QUE FAIRE?

- *Posez des questions. À votre médecin, aux groupes de soutien, aux forums d'information dans les hôpitaux. À la Société canadienne du cancer. À des sources fiables d'information en ligne. Informez-vous sur les essais cliniques.*
- *Occupez-vous des aspects juridiques. Il est préférable de poser certains gestes au début, comme la préparation et la signature d'un testament, ou d'un testament biologique désignant un mandataire concernant les soins médicaux et l'accès à votre compte de banque; plus tard, il se pourrait que vous soyez trop malade pour y voir.*
- *Planifiez pour le meilleur; préparez-vous au pire. Il n'est pas facile de passer du traitement actif aux soins palliatifs. Il faut du temps à un patient pour accepter la réalité d'une mort imminente.*

Adapté avec la permission du magazine *CURE* (*www.curetoday.com*).

Ma page

Mes pensées ____________________

____

____

____

Mes sentiments ____________________

____

____

____

Mes faits ____________________

____

____

____

Mon soutien ____________________

____

____

____

Ferme la porte quand tu partiras

Je ne t'ai jamais demandé de me rendre visite…
    du moins je ne crois pas que je l'ai fait
Peut-être… je ne sais pas
Je ne m'y retrouve plus

De toute façon, tu es un invité insolent
Tu sapes mon énergie, tu voles mon sommeil,
    et d'un coup de bâton qui fend l'air
Tu tourbillonnes et tu défigures mes rêves

D'accord ; tu es là – pour le moment
Mais comprends bien
Que deux endroits te sont interdits d'accès
    pour toujours

Tu ne peux pas fouler mon esprit
Tu ne peux pas occuper mon âme

J'ai entendu parler de tes visites aux autres
Je connais les dommages que tu infliges
    sur ton chemin
L'indifférence délibérée devant l'innocence, la valeur
    et ce que certains nommeraient la justice

Aussi, j'entends dire que le rire te trouble;
    que la bonne nourriture te bouleverse, et
Que rien ne provoque plus de détresse en toi
    qu'un coucher de soleil automnal,
    qu'un ciel d'été toujours bleu
Ou que l'éclat inconditionnel d'un sourire d'enfant

Écoute et comprends
Tu peux dérober mes rêves, vider tous mes tiroirs
    et saccager ma maison
Mais deux endroits te sont interdits d'accès
    pour toujours

Tu ne peux pas fouler mon esprit
Tu ne peux pas occuper mon âme

Ne prends pas mes nausées, ma faiblesse
    et ma douleur comme des signes de ta victoire
Ce sont simplement de petites bosselures
    sur l'armure que je porte pour te combattre
Regarde plutôt profondément dans mes yeux

Ils te rappelleront encore une fois que deux endroits
    te sont interdits d'accès pour toujours

Tu ne dois pas…
Tu ne peux pas…
Tu ne fouleras pas mon esprit

Tu ne dois pas…
Tu ne peux pas…
Tu n'occuperas pas mon âme

♥ *Michael Hayes Samuelson*
(survivant masculin du cancer du sein)

Côte à côte dans un bateau

Les femmes se tourmentent au sujet du cancer;
nous prenons comme une menace personnelle
toute bosse dans le sein d'une amie.

– MARTHA WEINMAN LEAR, AUTEURE

Un matin ordinaire de pratique pour l'équipage du bateau-dragon Pink Phoenix consistait à pagayer pendant une demi-heure sur la rivière Willamette de Portland, en Oregon, puis à revenir en redescendant le courant. Le 25 mars 2000, les pagayeuses d'élite participaient à des courses contre la montre sur la rivière, pendant que notre équipe de novices, dans la coque aux lignes pures et joliment ornée d'un autre bateau, essayait simplement de garder le rythme.

Le club Pink Phoenix a été fondé en 1997 pour démontrer l'inestimable qualité de la vie pour les femmes survivantes du cancer du sein. Nous avons toutes une histoire à raconter au sujet du diagnostic, du traitement et de la survie. Mais nous ne nous attardons pas sur nos histoires de cancer. Notre propre groupe de soutien non officiel se rassemble sur l'eau avec des pagaies pour des compétitions et pour le plaisir. Même s'il est possible que le bateau-dragon puisse bientôt devenir un sport olympique, pour nous, la camaraderie et la solidarité féminine sont suffisantes. Nous sommes des survivantes, et nous sommes déjà des gagnantes.

Mais en ce froid matin de mars, alors que nous ramions ensemble dans le même bateau, personne ne se rendait compte de la réelle signification d'être des survivantes.

Au lieu de se diriger vers l'amont de la rivière, notre nouvel équipage était si peu coordonné que nous semblions pagayer en cercles. Nous n'avons pas réussi à faire notre trajet habituel sur la rivière. Nous tournions plutôt autour du pont Ross Island situé tout près, pour finir par revenir au quai lorsque plusieurs d'entre nous ont aperçu une lueur rouge tomber du pont dans l'eau.

« Qu'est-ce que c'est ça? »

« Mon Dieu, c'est un homme! »

Instantanément, le batteur de tambour a dit: « Relevez les pagaies, mesdames. Dirigeons-nous vers lui. » Miraculeusement coordonnées, synchronisées, nous nous sommes efficacement rapprochées de la forme qui flottait dans l'eau.

Quatre d'entre nous étaient des professionnelles de la santé, nous avons donc crié nos directives l'une après l'autre concernant la manière d'effectuer un sauvetage.

« Restez là. Ne tendez pas le bras. »

L'infirmière en moi criait de faire attention en même temps que j'enlevais mon gilet de sauvetage rose et que je le passais vers l'avant.

« Ne restez pas debout. »

Si nous nous levons ou essayons de hisser quelqu'un dans la coque fragile et instable de notre embarcation, nous finirons toutes dans l'eau.

« Donne-lui une poussée avec la pagaie. »

« Est-il vivant? »

Par le temps que nous avons pris pour ramer vers notre victime, lui envoyer une corde et le tirer le long du plat-bord, il était délirant et en hypothermie, marmonnant: « Je suis désolé, je suis tellement désolé. » Il avait sauté du pont d'une hauteur de 150 mètres dans une eau glaciale de 10 degrés.

Dave, un dépendant de la méthadone d'environ trente ans, qui avait l'impression que la vie n'en valait pas la peine, s'était senti soulevé, entendant littéralement des voix de ce qu'il croyait être des anges. Nous étions en quelque sorte des anges: un équipage hétéroclite de femmes entre trente et soixante ans qui avaient subi des opérations, de la chimiothérapie et de la radiothérapie, dont les vies avaient été bouleversées par le cancer du sein, et qui avaient perdu des seins, des cheveux et des maris.

Nous avons toutes survécu. Et une main invisible avait guidé notre bateau afin que nous soyons au bon endroit pour effectuer un sauvetage. L'homme avait effectivement eu de la chance.

Je suis demeurée en contact avec lui. Lorsque nous pagayons sur la Willamette lors de festivals, nous le voyons parfois sur le rivage, encourageant notre bateau rose. Il essaie toujours de se dénicher une nouvelle carrière après avoir servi dans les forces armées, traversé un divorce décevant et vécu plusieurs échecs professionnels qui l'avaient poussé à plonger vers la mort, pour finalement renaître dans notre bateau. Dave se bat toujours pour garder la tête hors de l'eau et trouver du bonheur dans sa vie. Mais il sait que nous sommes là pour lui, tenant une corde, si seulement il attrape l'autre bout.

♥ *Fern Carness, R.N., M.P.H.*

CE QUE VOTRE MÉDECIN NE VOUS DIRA PAS SUR LES MYSTÉRIEUSES COMPLICATIONS DU CANCER DU SEIN

Les médecins n'en parlent pas, mais il est possible qu'une condition appelée *lymphœdème* se développe à n'importe quel moment si vous avez eu une tumorectomie (ablation de la tumeur) ou une mammectomie, si on vous a enlevé des ganglions lymphatiques, ou si vous avez subi des traitements de radiothérapie pour le cancer du sein.

La raison pour laquelle de nombreux médecins ne discutent pas de cette complication, c'est que personne ne connaît vraiment la raison du déclenchement de cette condition après la chirurgie ou un autre traitement pour un cancer du sein. Le lymphœdème peut se développer tout de suite après l'opération – ou des années après le traitement.

Qu'est-ce que c'est exactement le lymphœdème? C'est une accumulation de liquide dans les tissus, habituellement le bras situé près du sein qui a été enlevé ou traité chirurgicalement. Si les glandes lymphatiques ont été enlevées, il est possible que le liquide lymphatique ne dispose pas des vaisseaux nécessaires pour circuler librement dans votre corps (*edema* signifie *enflure*). Particulièrement si vous avez été blessée ou si vous êtes portée à l'infection, les défenses du corps peuvent déclencher la formation de plus de lymphe que vos vaisseaux ne sont capables d'en supporter, et l'engorgement se produit. Le liquide s'accumule alors dans les tissus du bras affecté et peut causer de l'enflure. Parfois, le volume du bras et des doigts peut être considérable.

Les physiothérapeutes effectuent des massages spécialisés permettant de maintenir la circulation de la lymphe (et vous pouvez apprendre à le faire vous-même), mais vous devez être vigilante pour protéger votre bras à risque. Avec des soins appropriés et de la vigilance, vous pouvez éviter le lymphœdème ou le contrôler. Voici quelques suggestions astucieuses :

- Allez-y en douceur, séchez-vous à fond après un bain ou une douche, et ne portez pas de bagues ni de bracelets trop serrés.
- Portez des gants lorsque vous jardinez pour éviter les coupures ou les égratignures. Faites attention lorsque vous cuisinez pour éviter les brûlures. Soyez vigilante concernant les égratignures de chat ou les morsures de chien.
- Évitez les saunas ou les cuves thermales avec leurs températures extrêmes (ou couvrez votre bras à l'extérieur de la cuve thermale). Ceci inclut aussi les bains chauds et l'eau de vaisselle très chaude.
- Portez un bracelet ou un pendentif d'alerte médicale qui indique **ALERTE AU LYMPHŒDÈME : Pas de prise de tension artérielle, pas d'aiguille dans ce bras.** Choisissez un endroit différent pour les intraveineuses et les prises de sang. Votre cuisse est une solution de rechange pour prendre la tension artérielle.
- Laissez quelqu'un transporter les objets lourds à votre place, incluant les valises (ou utilisez des sacs avec roulettes). Portez votre sac à main lourd sur votre autre épaule.

- Bichonnez-vous avec un traitement de manucure, mais ne coupez pas vos cuticules. Un rasoir électrique peut être le meilleur moyen de vous raser sous les bras pour éviter les entailles.
- Lorsque vous prenez l'avion, portez un manchon pressurisé (offert dans les boutiques spécialisées aux rayons des produits pour les seins, les magasins de fournitures médicales ou les pharmacies) bien adapté à votre bras. Les changements d'altitude et la pressurisation de la cabine peuvent provoquer le lymphœdème chez une femme qui n'en a jamais eu le moindre signe auparavant. Buvez aussi beaucoup d'eau lorsque vous êtes en vol.
- Pour plus de renseignements, contactez l'Association québécoise du Lymphœdème à *www.infolympho.ca*
- Téléphonez toujours à votre médecin si vous remarquez toute enflure, rougeur, éruption, démangeaison, douleur ou fièvre.

RAMEZ, RAMEZ, RAMEZ DANS VOTRE PROPRE BATEAU

Évitez l'exercice énergique. Cela pourrait provoquer du lymphœdème. C'est ce que croient les professionnels de la médecine. Mais les études démontrent que non seulement l'exercice énergique – même aussi intense que ramer – n'était pas nuisible, mais il procurait aux femmes opérées pour le cancer du sein les mêmes avantages que l'aérobique, en plus de son effet recalcifiant. Étant donné que la chimiothérapie provoque une ménopause prématurée, les femmes qui suivent ce traitement risquent davantage de souffrir de maladies cardiovasculaires et d'ostéoporose (perte de densité osseuse). Les sports de compétition restaurent la densité osseuse et sont bons pour votre cœur – et pour votre âme.

La chance est parfois de votre côté

L'objectif est de vivre une vie remplie et productive... la chose importante, c'est que les jours que vous avez eus auront été vécus.

– GILDA RADNER

Pourquoi moi? J'ai posé cette question plus de fois que je ne puis les compter au cours des vingt-deux dernières années, et la seule réponse logique est que « la chance est parfois de votre côté ».

Je suis une survivante de quatre cancers du sein et j'ai vécu avec le cancer pendant la plus grande partie de ma vie adulte. Je connais peu de choses en dehors du cancer – je n'ai aucune idée de ce à quoi aurait ressemblé ma vie sans le cancer. Chaque vie possède son rythme propre : emmener les enfants à l'école et les ramener, se précipiter au travail, se dépêcher d'aller au supermarché après le travail pour acheter de la nourriture pour le déjeuner du lendemain, vérifier les devoirs, coucher les enfants à l'heure, puis s'effondrer dans son lit afin de se recharger pour une autre journée.

Le rythme de ma vie est presque identique, mais il inclut d'autres éléments que les femmes épargnées par cette maladie ne connaîtront jamais. Visites régulières chez l'oncologue, scintillogrammes, radiographies, ultrasons, biopsies, chirurgies, reconstruction mammaire, pose d'implants, chimiothérapie, radiothérapie, tamoxifène, lectures et recherches, tests sanguins et plus encore. Il s'agit d'un mouvement soigneusement chorégraphié qui se développe à son propre rythme. Aller chercher les enfants, se dépêcher pour se rendre au travail, rendre visite à l'oncologue, subir des examens hématologiques, retirer les gaufres du grille-pain, vérifier les devoirs, lire les dernières découvertes sur un médicament récent ou sur un vaccin nouveau et prometteur, puis tout le monde se met au lit.

C'est ma vie. La plupart ne changeraient pas la leur pour la mienne, peu importe le prix; pourtant, je ne changerais pas de place avec elles. Je n'attrape pas toujours les feux de circulation verts ni ne choisis la file la plus rapide au supermarché. Mais comment ne pourrais-je pas me sentir chanceuse?

J'ai cinquante et un ans et je suis encore là! Depuis mon premier diagnostic de cancer du sein il y a bien des années à l'âge de vingt-neuf ans, j'ai eu le privilège de me lever huit mille trente matins. J'ai célébré vingt-deux anniversaires, j'ai porté, mis au monde, soigné et élevé deux magnifiques enfants, maintenant adolescents, qui sont promis à un brillant avenir. Je joue au tennis depuis des années et je suis dans la moyenne. J'ai sauté de joie à la publication de mon premier livre pour enfants. J'ai appris à faire de la voile. Je possède une maison avec vue sur l'eau. Tout cela pendant que je vivais avec le cancer du sein. Comment quelqu'un peut-il croire que je n'ai pas eu de chance dans la vie?

Les amis et la famille m'ont souvent dit qu'ils auraient été incapables de passer à travers mes épreuves. C'est une curieuse affirmation. Je veux demander: « Est-ce qu'un autre choix aurait été meilleur? »

D'une certaine façon, lorsque l'on fait face à l'adversité, la force vous rend visite. Elle s'invite d'elle-même et commence sa transformation de votre être intérieur. Émotions, détermination, désir de gagner, tout ce qui ne faisait que frémir doucement se met à bouillonner et à jaillir avec la volonté de battre cet ennemi provocateur.

Est-ce que tout le monde gagne? Malheureusement, non. Mais vous devez essayer résolument pour vous assurer de demeurer ici de manière à pouvoir accomplir votre destinée. C'est cette philosophie qui m'a permis de surmonter chaque biopsie ou traitement de chimiothérapie. Je savais qu'il restait de nombreux kilomètres à parcourir dans ce voyage, mais je ne pouvais abandonner sans faire tout mon possible.

Les gens me demandent souvent : « Si vous pouviez revivre votre vie, changeriez-vous quelque chose ou souhaiteriez-vous ne pas avoir eu le cancer ? »

Je réponds toujours non. Tout ce qui m'est arrivé, incluant les quatre épisodes de cancer, m'a amenée à cet endroit précis de ma vie. Il y a une raison pour laquelle ma vie a évolué dans cette direction. J'aimerais un jour la connaître.

Le cancer a-t-il été facile ? Pas toujours. Est-ce qu'il a changé ma perception ? Absolument ! M'a-t-il obligée à m'arrêter et à porter attention aux choses importantes dans ma vie ? Ça ne fait aucun doute dans mon esprit. Et je ne changerais rien de tout cela. J'aime relever un bon défi, et j'accueillerai la chance partout où je pourrai la trouver.

♥ *Arlette Braman*

À propos de...

Jack Canfield, cocréateur de *Bouillon de poulet pour l'âme®*, est l'un des meilleurs spécialistes américains du développement du potentiel humain et de l'efficacité personnelle. Conférencier dynamique et coloré, il est également un conseiller très en demande. Il possède une extraordinaire capacité à informer et à inspirer son auditoire, pour l'amener à améliorer son estime de soi et à maximiser son rendement. Il est l'auteur ou le coauteur de nombreux livres, incluant *Osez gagner*, *Le pouvoir d'Aladin*, *100 Ways to Build Self-Concept in the Classroom*, *Heart at Work* et *La force du focus*. Son dernier livre est *The Success Principles*.

www.jackcanfield.com

Mark Victor Hansen, cocréateur de *Bouillon de poulet pour l'âme®*, est grandement respecté dans le domaine du potentiel humain. Depuis plus de trente ans, Mark s'est consacré uniquement à aider les gens de tous les horizons à refaçonner leur vision personnelle de ce qui est possible. Ses puissants messages de possibilités, d'occasions et d'action ont suscité de grands changements dans des milliers d'entreprises et chez des millions d'individus à travers le monde. Il est un auteur prolifique qui a écrit de nombreux livres à succès dont : *Le millionnaire minute, La force du focus, Le pouvoir d'Aladin* et *Osez gagner.*

www.markvictorhansen.com

Edward T. Creagan, M.D., est oncologue à la clinique Mayo et professeur à l'École de médecine de la clinique Mayo. Il détient deux chaires dotées comme professeur d'oncologie clinique à l'American Cancer Society et professeur d'humanisme en médecine pour la fondation John and Roma Rouse. Il est l'auteur de *How Not to Be My Patient : A Physician's Secrets for Staying Healthy and Surviving Any Diagnosis* et de *Mayo Clinic on Healthy Aging*. Conférencier attachant et charmant, il s'adresse à des auditoires à travers le pays sur la promotion de la santé, la prise de pouvoir par les patients, l'épuisement professionnel et le cancer.

www.HowNotToBeMyPatient.com

Mary Olsen Kelly détient une maîtrise en beaux-arts avec spécialisation en théâtre, et a passé les vingt premières années de sa vie adulte à travailler pour l'industrie du spectacle comme rédactrice, productrice et directrice de télévision, vidéo et théâtre. Elle était l'une des conseillères fondatrices et membre de Inside Edge, l'un des premiers organismes proposant des conférences inspirantes sur la côte Ouest. Elle a publié une anthologie encyclopédique sur la nouvelle littérature dont le titre est *Fireside Treasury of Light*. Elle est coauteure avec son époux, Don Kelly, de *Finding Each Other : How to Attract Your Ideal Life Mate*. Son livre le plus récent est *Path of the Pearl : Discover Your Treasures Within*. Les observations contenues dans *Path of the Pearl* tirent leur origine des expériences de Kelly comme copropriétaire d'une chaîne de bijouteries de luxe spécialisées dans les perles, et comme personne ayant surmonté des infortunes de la vie sur le plan des relations humaines, des difficultés financières et le cancer.

Sandra J. Wendel, rédactrice et éditrice sur la consommation dans le domaine de la santé, a collaboré avec le Dr Creagan sur le livre *How Not to Be My Patient*. Elle a développé des contenus liés à la santé pour *eMedicine-Health.com*, ainsi que pour sa propre entreprise en ligne *www.Health-eHeadlines.com*. Elle est l'éditrice de la série de livres *Wise Women Speak*.

www.wise-woman-health.com

Sources

Lawrence LeShan, Ph.D. est un psychothérapeute qui a travaillé pendant plus de quarante ans avec des patients atteints du cancer. Sa recherche a conduit des gens aux prises avec le cancer à découvrir de nouveaux moyens efficaces pour se battre pour leur vie. Les changements psychologiques, combinés aux traitements médicaux, mobilisent un système immunitaire affaibli pour favoriser la guérison. On peut rejoindre Dr LeShan et sa collègue **Ruth Bolletino, Ph.D.** en visitant leur site Internet : *www.cancerasaturningpoint.org*.

Alan Pritz est un praticien et professeur de disciplines orientales installé à Minneapolis. Il est président fondateur de Inner Resource Enhancement et du Center for Inner Awakening (*www.CSpiritAwake.com*). Il est l'auteur de *Pocket Guide to Meditation* et a produit un CD de chants de prière *Joy of the Soul : Cosmic Chants*.

Autorisations

Nous aimerions remercier les nombreuses personnes et éditeurs qui nous ont permis de reproduire les textes suivants.

La meilleure chose qui me soit jamais arrivée. Reproduit avec l'autorisation de Vicki Rackner, M.D. ©2004 Vicki Rackner.

Il n'existe pas de montagne trop haute. Reproduit avec l'autorisation de Michele V. Price. ©2004 Michele V. Price.

Laissez-les rire. Reproduit avec l'autorisation de Lillie Shockney ©2000 Lillie Shockney. D'abord publié dans *Voices from the Edge*. Michael H. Samuelson.

Barney. Reproduit avec l'autorisation de Mary Ellen LaFavers ©2003 Mary Ellen LaFavers.

Une simple porte. Reproduit avec l'autorisation de Lisa McPherson Robinson. ©2001 Lisa McPherson Robinson.

Des sœurs, enfin! Reproduit avec l'autorisation de Sandra Goldberg. ©2004 Sandra Goldberg.

Le réseau d'amitié du cancer du sein. Reproduit avec l'autorisation de Becky M. Olson et Sharon M. Henifin. ©2001 Becky M. Olson et Sharon M. Henifin.

L'inspiration divine. Reproduit avec l'autorisation de Mary Anne G. Breen. ©2004 Mary Anne G. Breen.

Massage du cœur. Reproduit avec l'autorisation de Pandora Kurth. ©2002 Pandora Kurth.

Des cheveux aujourd'hui, chauve demain. Reproduit avec l'autorisation de Kay Ryan, R.N., Ph.D. ©2004 Kay Ryan, R.N., Ph.D.

Le long voyage. Reproduit avec l'autorisation de Bonnie Seibert. ©2003 Bonnie Seibert.

L'ange Hugh. Reproduit avec l'autorisation de Lolly Susi. ©2003 Lolly Susi.

L'histoire d'une thérapeute du cancer. Reproduit avec l'autorisation de Stephanie Koraleski, Ph.D. ©2004 Stephanie Koraleski, Ph.D.

Vous allez manger ça ? Reproduit avec l'autorisation de Jami Bernard. ©2004 Jami Bernard. Déjà publié dans *MAMM Magazine.*

Diagnostic : cancérophobie. Reproduit avec l'autorisation de Lori Misicka. ©2002 Lori Misicka. Déjà publié dans *The Breast Cancer Book of Strenght and Courage.*

Côte à côte dans un bateau. Reproduit avec l'autorisation de Fern Carness, R.N. ©2004 Fern Carness, R.N.

La chance est parfois de votre côté. Reproduit avec l'autorisation de Arlette Braman. ©2003 Arlette Braman.

Partagez votre traversée du cancer avec vos enfants. Adapté avec l'autorisation de *The Road to Communication Through Poetry of Healing : Sharing the Cancer Journey with your Children.*

Trucs pour les aidants. Utilisé avec l'autorisation du magazine *CURE* (*www.curetoday.com*).